中国子宫颈癌
三级规范化防治蓝皮书

名誉主编　郎景和

顾　问　乔友林　王临虹　张淑兰　段仙芝

主　编　陈　飞　王华庆　赵方辉

副主编　余文周　狄　文　隋　龙　张国楠

人民卫生出版社

·北　京·

版权所有，侵权必究！

图书在版编目（CIP）数据

中国子宫颈癌三级规范化防治蓝皮书 / 陈飞，王华庆，赵方辉主编 . —北京：人民卫生出版社，2023.4（2025.1重印）

ISBN 978-7-117-34702-0

Ⅰ.①中… Ⅱ.①陈…②王…③赵… Ⅲ.①子宫颈疾病 – 癌 – 防治 – 研究报告 – 中国 Ⅳ.①R737.33

中国国家版本馆 CIP 数据核字（2023）第 056787 号

| 人卫智网 | www.ipmph.com | 医学教育、学术、考试、健康，购书智慧智能综合服务平台 |
| 人卫官网 | www.pmph.com | 人卫官方资讯发布平台 |

中国子宫颈癌三级规范化防治蓝皮书

Zhongguo Zigongjing'ai Sanji Guifanhua Fangzhi Lanpishu

主　　编：陈　飞　王华庆　赵方辉

出版发行：人民卫生出版社（中继线 010-59780011）

地　　址：北京市朝阳区潘家园南里 19 号

邮　　编：100021

E - mail：pmph @ pmph.com

购书热线：010-59787592　010-59787584　010-65264830

印　　刷：北京虎彩文化传播有限公司

经　　销：新华书店

开　　本：889×1194　1/32　印张：7.5

字　　数：174 千字

版　　次：2023 年 4 月第 1 版

印　　次：2025 年 1 月第 9 次印刷

标准书号：ISBN 978-7-117-34702-0

定　　价：49.00 元

打击盗版举报电话：010-59787491　E-mail：WQ @ pmph.com

质量问题联系电话：010-59787234　E-mail：zhiliang @ pmph.com

数字融合服务电话：4001118166　E-mail：zengzhi @ pmph.com

编者（以姓氏汉语拼音为序）

白云骓　北京市朝阳区疾病预防控制中心
陈　飞　中国医学科学院北京协和医院
崔金全　郑州大学第二附属医院
狄　文　上海交通大学医学院附属仁济医院
段仙芝　首都医科大学附属北京同仁医院
冯晓玲　黑龙江中医药大学附属第一医院
高士锐　黑龙江省疾病预防控制中心
耿　力　北京大学第三医院
韩历丽　北京妇幼保健院
胡元晶　天津市中心妇产科医院
黄向华　河北医科大学第二医院
李　燕　中国疾病预防控制中心
刘　军　首都医科大学附属北京朝阳医院
刘　军　首都医科大学附属北京安定医院
刘爱军　解放军总医院第七医学中心
刘禹利　广东药科大学附属第一医院
卢美松　哈尔滨医科大学第一附属医院
吕　敏　北京市疾病预防控制中心
马　堃　中国中医科学院西苑医院
马　兰　中国疾病预防控制中心妇幼保健中心
玛依努尔·尼亚孜　新疆维吾尔自治区人民医院
米　玛　西藏自治区人民医院

乔友林　中国医学科学院北京协和医学院
史如晶　北京市海淀区疾病预防控制中心
隋　龙　复旦大学附属妇产科医院
孙建飞　黑龙江省疾病预防控制中心
汤　玲　北京中医药大学东直门医院
王华庆　中国疾病预防控制中心
王建东　首都医科大学附属北京妇产医院
王临虹　中国疾病预防控制中心
王文泽　中国医学科学院北京协和医院
吴　丹　上海交通大学医学院附属国际和平妇幼保健院
吴承刚　广东省疾病预防控制中心
许天敏　吉林大学第二医院
尤志学　南京医科大学第一附属医院
余文周　中国疾病预防控制中心
曾定元　柳州市妇幼保健院
张　颖　天津市疾病预防控制中心
张国楠　四川省肿瘤医院
张梦真　郑州大学第一附属医院
张淑兰　中国医科大学附属盛京医院
赵方辉　中国医学科学院肿瘤医院
周怀君　南京大学鼓楼医院

序

　　2018 年 5 月,世界卫生组织总干事在世界卫生大会上发出全球消除子宫颈癌的动议。随后世界卫生组织在 2020 年 11 月发布了包括中国在内的 194 个国家和地区共同承诺的《加速消除子宫颈癌全球战略》,提出 2030 年要实现的阶段目标是:90% 的女孩在 15 岁前完成 HPV 疫苗接种,70% 的成年女性至少在 35 岁和 45 岁时分别接受一次高准确度的子宫颈癌筛查,并为 90% 确诊子宫颈癌癌前病变或浸润癌的女性提供规范治疗或管理(即 90%—70%—90% 目标)。这一目标的实现将使绝大多数国家和地区走上消除子宫颈癌的道路,这需要全人类共同的努力。我国作为人口大国,也是子宫颈癌负担大国,在达成这一目标的过程中的作用不容忽视。

　　我国政府高度重视"两癌"筛查,近年相继发布了新的具体的指示报告,在全国一亿多人口进行了子宫颈癌的筛查;并且有了全国性的和地方性的筛查报告,提出了适合中国国情的筛查方案。如郎景和、乔友林主持的宫颈癌国家筛查项目(2015—2018),将全国按照地理位置分为 7 个大区,共选择 11 个农村筛查项目点和 9 个城市筛查项目点,纳入 60 732 名妇女,随机分配采用 hrHPV 检测、细胞学或 VIA/VILI(仅农村地区)进行基线筛查和 24 个月随访筛查。该项目经过 3 年的前瞻性研究,评估了在城市和农村基层医疗卫生机构现有的服务能力条件下,采用以 hrHPV 检测为初筛技术的筛查效果与成本效益。该研究结果已于 2020 年 12 月 30 日在《美国医学会期刊·肿瘤学》（*JAMA Oncology*）在线发表。

　　子宫颈癌的防治是个系统工程，需要全过程、多方位实施，包括公众教育、预防、筛查与诊断治疗（特别是早诊早治）。对此，本书都有详细的规范化阐述，具有明确的指南性和工具性价值。该书由子宫颈癌防治的专家所撰写，理论和实践相结合，进展与经验相互补，又有魏丽惠、乔友林教授做点评结语，颇具学术权威性。本书还有中医中药、健康教育和精神心理等方面的指导，足见编者的周全和良苦用心。

　　"人人享有健康，一切为了健康"，是世界健康发展的重要目标。"人民至上，生命至上"，是我们的神圣使命。在全球加速消除子宫颈癌的时代背景下，在制订具体的子宫颈癌综合防治计划时，如何正确选择客观、简便、高效的新技术，解决几亿适龄女性的子宫颈癌筛查的难题，我们已经迈出了关键的一步。在充分的科学证据基础上，根据各地区经济发展水平及服务能力等因素，将子宫颈癌的防控整合到一个完整的公共卫生服务体系框架中。尽管我们仍面临很多挑战，但经过我们的奋发努力，就一定会实现理想的目标。子宫颈癌将由此可能成为通过接种疫苗、筛查和早诊早治来全面预防以致消除的第一个人类恶性肿瘤！

郎景和

中国工程院院士

2023 年春

目录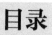

第一章

子宫颈癌病因学

一、人乳头瘤病毒

人乳头瘤病毒(human papilloma virus,HPV)是双链环状DNA病毒,根据致癌性分为高危型和低危型。国际上已经明确,高危型HPV持续感染是导致子宫颈癌及其癌前病变的主要病因,此外,其还可引起肛门、生殖器、口咽、口腔及喉等其他部位癌症;低危型HPV可致生殖器疣和其他良性病变。大多数的HPV感染会被机体清除,只有少数会持续感染并最终发展为癌前病变及浸润性癌。HPV感染不会引起强烈的免疫反应,自然感染产生的抗体水平较低,能否预防再感染还未有确切结论。

(一) HPV 病原学特征

1. 病毒的结构及其功能 HPV属乳多空病毒科A组,是一种嗜上皮组织的双链环状DNA病毒,由病毒蛋白衣壳和核心单拷贝的病毒基因组DNA构成。病毒衣壳由L1、L2两种蛋白组成:L1形成五聚体,L2位于五聚体中间,72个五聚体形成T=7的二十面体对称的球形病毒颗粒,有高度特异性。

病毒基因组由长控制区(long control region,LCR)、早期区(early region)和晚期区(late region)组成。LCR区约占HPV基因的10%,可调控早期、晚期蛋白翻译;早期区约占HPV基因的50%,主要携带6个开放阅读框(open reading frames,ORFs):E1、E2、E4、E5、E6和E7;晚期区约占HPV基因组40%,有两个ORF,分别负责编码病毒的主要衣壳蛋白L1和次要衣壳蛋白L2。

LCR区可结合转录激活因子和抑制因子,对于决定HPV的宿主特异性范围具有十分重要的意义。LCR区包含所有HPV转录所必需的顺式调控元件,以调控病毒的转录与复制,进而影响HPV病毒的致病能力。

早期区基因表达的蛋白均是非结构蛋白。E1和E2基因可调控病毒基因组复制。E4基因编码的E4蛋白与病毒颗粒的组装及释放有关。E5基因与致癌潜力相关,在高危型HPV病毒中,E5蛋白可干扰病毒抗原的递呈,逃避免疫监视,是HPV持续感染的重要因素之一。E6和E7是癌变过程的使动因素。高危型HPV的E6和E7蛋白在宫颈癌组织内持续表达,是致癌的关键分子。

主要衣壳蛋白L1和次要衣壳蛋白L2在HPV病毒颗粒形成的过程中起到了包装病毒DNA的作用,在HPV感染人体时首先与上皮细胞相互作用。L1蛋白由72个壳蛋白单位组成,具有型别特异性,而L2蛋白形体较小,在不同型别HPV中高度保守。HPV L1蛋白具有明显的抗原性并且是免疫细胞清除HPV的主要攻击位点,以其作为靶抗原的预防性疫苗已经取得了巨大的成功。HPV L2全长或N端高度保守的表位均能够诱发产生广泛交叉保护作用的中和抗体,这个特点使得L2成为有价值的新一代预防性疫苗的研究靶点。

2. 病毒的理化特性　HPV病毒是一种非常难复制的病毒,在培养细胞中不能产生完整的病毒颗粒。体外培养的人表皮角化细胞中感染疣 HPV 后病毒 DNA 可以复制并持续存在,但检测不到衣壳蛋白,分离不到病毒颗粒。HPV 属无包膜病毒,对外界的抵抗力相对较强,在 pH 值 6~8 的范围内比较稳定,在 pH 值 5.0 以下或者 pH 值 9.0 以上容易灭活。在体外,受到物理、化学因素的作用会影响其活性,耐寒不耐热,低温可使病毒保持感染性,特别是在干冰温度(-70℃)和液氮(-196℃)中更可长期保持其感染性。在干燥环境中也可存活较长时间,但在 55~60℃时即发生变质。X 射线、γ射线或紫外线均能以不同机制使其灭活。脂溶剂对该病毒几乎无作用。强酸、强碱等大部分的消毒剂都可以杀灭存活于体外的 HPV,加热或经福尔马林处理可灭活,所以高温消毒和 2% 戊二醛消毒可灭活,但对酒精不敏感。

(二)致病性

1. 病毒的基因分型和致病类型 目前,约有 200 种 HPV 型别从人体中分离出来,HPV 型别的区分主要基于一个位于 L1 ORF 基因上 291-bp 的片段,严格来讲,HPV 型别间 L1 基因的差异超过 10%;而当两个 HPV 间 L1 基因的差异为 2%~5% 时视为亚型;差异小于 2% 时,视作变异型。我们通常将其分为高危型和低危型,高危型 HPV 主要引起宫颈及肛门、生殖器癌,低危型 HPV 主要引起生殖器疣和良性病变。

2012 年,国际癌症研究署(International Agency for Research on Cancer,IARC)将 HPV 型别分为三组:第一组致癌物(人类致癌物);第二组 A 类致癌物(很可能导致人类癌症的物质)和第二组 B 类致癌物(可能导致人类癌症的物质);第三组对人类致癌性尚不能确定。高危型 HPV 包括第一组和第二组致癌物。高危型 HPV 检测通常包括以下 14 种型别,HPV16、18、31、33、35、39、45、51、52、56、58、59、66、68(表 1-1)。

表 1-1　不同型别 HPV 的致癌性

类型	HPV 基因型
人类致癌物(1 组)	HPV 16、HPV 18、HPV 31、HPV 33、HPV 35、HPV 39、HPV 45、HPV 51、HPV 52、HPV 56、HPV 58、HPV 59
对人类很可能的致癌物(2A 组)	HPV 68
对人类可能的致癌物(2B 组)	HPV 26、HPV 30、HPV 34、HPV 53、HPV 66、HPV 67、HPV 69、HPV 70、HPV 73、HPV 82、HPV 85、HPV 97
对人类的致癌性尚不能确定(3 组)	HPV 6、HPV 11

2. **所致相关疾病**　HPV 感染具有高度的嗜上皮特点,只选择性感染皮肤、黏膜上皮细胞。皮肤或黏膜的破损是 HPV 感染的启动条件。临床表现多种多样,感染可以是无症状的,或产生可察觉到的良性疣,或导致瘤样病变,甚至浸润性癌。不同的型别引起不同的临床表现,高危型 HPV 可导致宫颈、阴道、外阴、肛门、阴茎、口咽部位癌症,低危型 HPV 可引起生殖器疣和复发性呼吸道乳头瘤样增生。根据侵犯的组织部位不同可引起如下主要疾病:

(1) 子宫颈上皮内瘤样病变(cervical intraepithelial neoplasia, CIN) 或子宫颈癌:CIN 或子宫颈癌与多种型别的 HPV 感染密切相关。研究显示,超过 90% CIN 及 99.7% 子宫颈癌患者由 HPV 感染造成,且高危型 HPV 持续感染,尤其是 HPV16 和 HPV18,是诱发子宫颈癌的主要原因,与 69.4% 的浸润癌有关。

(2) 生殖器疣(尖锐湿疣):HPV 感染引发的鳞状上皮疣状增生可导致尖锐湿疣,属性传播疾病,主要与低危型 HPV6、HPV11 感染有关,约占尖锐湿疣的 90%。

(3) 皮肤乳头状瘤(皮肤疣):HPV 感染皮肤上皮细胞引

起的乳头状瘤主要有跖疣、寻常疣和扁平疣,其中寻常疣最常见。疣状表皮发育不良(EV)较少见,大约1/3 的 EV 患者可进展成为多发性鲍温病或鳞状细胞癌。HPV5、HPV8 在约90% 的皮肤鳞癌中检出。

(4) 呼吸道乳头状瘤:呼吸道乳头状瘤是一种良性肿瘤,多由低危型 HPV6 和 HPV11 引起。儿童和成人均可发生,生长在喉部。

(5) 其他疾病:1/3 的阴茎癌与 HPV 感染有关;65% 的阴道肿瘤由 HPV 病毒感染造成。95% 的肛门癌是由 HPV 感染所致。人免疫缺陷病毒(HIV)阳性或患艾滋病(AIDS)的男性同性恋者肛周损伤及肛周癌的发生率更高。HPV 也可导致头颈部癌症;由于不同技术检测 HPV 的灵敏度与特异度不同(如血清抗体或 PCR 技术),在一定程度上会影响关于 HPV 与不同头颈癌种的关联强度。不同的国家或地区,由 HPV 导致的口咽癌比例不等(约 20%~60%),在美国超过一半口咽癌与 HPV16 相关。

3. HPV 致病机制 　HPV 病毒感染人体,可分为两个不同的通路:感染扩增通路和转化通路。前者,病毒在人体内完成病毒复制的生命周期,不会引起癌变;后者,高危型 HPV 病毒基因整合进入基因组,E6 和 E7 癌蛋白过度表达,进而引发癌症。

(1) HPV 病毒感染扩增通路:当 HPV 病毒感染宿主时,病毒可通过破损的皮肤表层进入宿主基底细胞,病毒 DNA 伴随衣壳蛋白 L2 进入宿主细胞核。病毒基因扩增可独立于宿主细胞周期,这一感染过程相对缓慢。HPV 基因以游离的形式传播,这是一个多克隆的增殖过程,病毒的生命周期与宿主角化细胞分化密切相关。含有病毒的角化细胞从宫颈脱落下来,HPV 病毒颗粒随着细胞的退化而释放出来。从病毒感染宿主到病毒颗粒释放出来可经历几周,甚至几个月,脱离宿主的病毒颗粒可在环境中保持几天的传染性。在这一过程中可产生大量的病毒颗粒，但并不会引发癌症，这一通路中的 HPV 感染都是一过性的，几个月后就检测不到该病毒的存在。

（2）HPV 病毒的转化通路：低危型 HPV 会对宿主造成疣状损伤，而高危型 HPV 会促进子宫颈癌的发展。通过免疫逃逸病毒可长期存在于宿主细胞中。HPV DNA 可随机的整合进宿主基因组，部分国际专家认为如果要生成有意义的整合其整合部位通常在 E2 处，病毒基因通常在 E2 ORF 处断裂，从而导致 *E2* 基因的缺失或破坏，失去 E2 抑制的 *E6* 和 *E7* 基因过度表达，产生 E6 和 E7 癌蛋白。E6 和 E7 癌蛋白分别抑制 p53 和 pRb 活性，从而诱导细胞染色体的不稳性及细胞永生化。HPV 诱导细胞永生化的关键步骤是 E6 活化端粒酶，使端粒延长，进而诱导细胞持续分裂。

4. HPV 感染子宫颈的自然病程　有性生活的女性终身至少发生一次 HPV 感染的概率约为 80%，但绝大多数 HPV 感染为无症状的一过性感染，组织学上可表现为 CIN1（多数 CIN1 组织学特征并不典型），超过 80% 的感染可在 6~24 个月内被机体清除。如果持续感染，则进展为高度宫颈上皮内瘤变或癌的风险很高，图 1-1 描绘了感染后进展的过程。有 >60% 的 CIN1 会自然好转，约 1% 的 CIN1 可进展为宫颈癌。可能有部分 CIN2、CIN3 不经过 CIN1 阶段，低于 50% 的 CIN3 可进展为浸润癌。从 HPV 感染发展到子宫颈癌的时间各有不同，只有约 10% 的 CIN1 在 2~4 年发展成 CIN2、CIN3，通常 HPV 持续感染经过 10~20 年的自然演化发展为癌。

（三）免疫性

大多数的 HPV 感染会被机体清除，只有少数女性呈

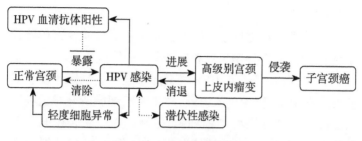

图1-1 子宫颈癌发展过程

HPV持续感染并最终发展为CIN及癌变。这表明宿主防御机制在抵抗病毒感染的过程中发挥重要作用。

机体感染HPV病毒后,在产生获得性免疫之前,机体通过组织屏障、固有免疫细胞和固有免疫分子组成的非特异免疫屏障对病毒的初次感染产生天然的抵抗力。随着感染的发展,机体产生针对病毒的特异性免疫反应。

1. 非特异免疫因素

(1) 皮肤、黏膜组织屏障:致密上皮细胞组成的皮肤和黏膜组织是抵抗HPV感染的第一道机械屏障。人体完整的黏膜表面积较大,是病原体侵入机体最主要的途经部位。当皮肤黏膜产生微小破损时,HPV可通过微小破损处进入机体而感染细胞,因此皮肤黏膜的完整性对阻止病毒的入侵有重要作用。

(2) 固有免疫细胞:参与固有免疫的细胞,主要包括单核吞噬细胞、自然杀伤(NK)细胞等。固有免疫细胞通过其表面的模式识别受体,识别病原体及其感染的细胞,从而产生非特异性免疫应答,此外固有免疫细胞也参与适应性免疫反应的启动及效应过程。

(3) 固有免疫分子:HPV感染机体后可刺激机体免疫细胞产生免疫分子,其对细胞间的相互作用具有重要的调节作用。IFN是一种重要的免疫调节因子,分为IFN-α、IFN-β、

IFN-γ 3 个类型。

2. **特异性免疫反应**　HPV 感染能够激发机体产生特异性免疫反应,包括细胞免疫和抗体介导的体液免疫。

(1) 细胞免疫反应:HPV 病毒的感染主要局限于皮肤黏膜表皮细胞层,较少进入血液,故 T 淋巴细胞所介导的细胞免疫反应在清除已感染的细胞,控制肿瘤的生长中起重要作用。目前认为,在正常情况下,CD4 细胞和 CD8 细胞数目保持相对恒定,健康人外周血中 T 淋巴细胞中 CD4 细胞占 60%~65%,CD8 细胞占 30%~35%,CD4/CD8 比值的恒定维持着细胞免疫的平衡,宫颈局部组织微环境免疫状态的改变,有利于宫颈病变的发展,促进宫颈癌的发生、侵袭和转移。

(2) 体液免疫反应:虽然机体感染 HPV 后的免疫应答因个体差异和 HPV 基因型别而异,但大多数人 HPV 感染至血清阳转的中位时间为 8~12 个月。由于 HPV 感染仅存在于黏膜上皮层,不存在血源性感染,因此并不会引起强烈的免疫反应。针对病毒 L1 蛋白产生的抗体是最有特征性的抗体。自然感染后,70%~80% 的女性会发生血清阳转,但是产生的抗体增长缓慢,效价和亲和力不高。男性对 HPV 感染产生的免疫反应较弱,很少有男性发生血清阳转,即使产生了抗体也无保护性。近几年,研究发现 HPV 感染后机体产生的针对病毒的抗体可以存在很多年,在基线 HPV 阳性的女性中,10 年后仍有 20%~25% 的女性抗体阳性。

3. **HPV 感染与免疫逃逸**　HPV 感染的早期,病毒的基因在基底层细胞中少量复制,机体的免疫细胞对基底层的监控能力较弱。随着基底层细胞的移行分化。病毒基因的拷贝数增多,病毒抗原最强的晚期蛋白抗原在皮肤表层表达。HPV 病毒基因表达及蛋白合成发生在基底层角质形成细胞,装配和成熟在鳞状上皮分化良好的细胞内,

HPV 的这种特殊的生活周期可避免被免疫系统中的免疫细胞识别，不易激活机体的固有免疫反应，导致 HPV 持续的感染。

此外，HPV 感染可影响抗原提呈，逃避宿主的免疫防御。目前，对自然感染 HPV 引起的免疫反应能否预防再感染还未得到确切结论。此外细胞免疫对已经感染的清除也十分重要。无法引起有效的细胞免疫清除病变导致高危 HPV 感染持续的患者更可能进展为 CIN2/3。

HPV 感染后，机体产生的免疫应答较为复杂，尤其是局部免疫微环境的改变、病毒与宿主的相互作用以及病毒的免疫逃逸机制等仍待进一步研究。相信对 HPV 感染后免疫学研究的发展，会为 HPV 免疫性有更深入的理解并为导致的疾病的治疗提供新的思路。

二、其他因素

多种易感因素可促使 HPV 感染持续存在并进展为癌。比如生物学因素，主要包括细菌、病毒和衣原体等各种微生物的感染，如 HIV 病毒、沙眼衣原体和奈瑟菌等；行为危险因素，主要包括性生活过早、多性伴、多孕多产、吸烟、长期口服避孕药、营养不良，以及保健意识缺乏、不愿意主动接受宫颈癌筛查等。

（一）生物学因素

HPV 感染常合并其他生殖道病原体感染，如细菌（淋球菌等）、真菌（霉菌）、滴虫、单纯疱疹病毒、淋球菌、衣原体、支原体等多种阴道病原菌感染，而这些病原体又进一步增加了生殖道对 HPV 的易感性。针对我国 8 798 名 35~50 岁农村妇女的 HPV 感染相关危险因素研究表明，结核菌感染及宫颈炎性病变可增加女性 HPV 感染风险。另有研究显示沙眼衣原体及解脲支原体(>10 000CCU/m1)感染与 HPV 感染存在显著相关性(*P* 均 <0.01),沙眼衣原体感染女性中 HPV 阳性率高达 53.6%(*OR*=2.82,95%*CI* 1.74-4.57),解脲支原体感染女性中 HPV 阳性率达 53.0%(*OR*=2.95,95%*CI* 1.79-4.85)。

人类免疫缺陷病毒(HIV)往往合并 HPV 感染,国外研究表明 HIV 阳性女性中 HPV 的感染率为 36.3%,而我国 HIV 阳性女性的 HPV 感染率更高达 43%,显著高于我国一般女性人群 HPV 感染率(17.7%)。HIV 阳性女性宫颈癌的发病率也比 HIV 阴性女性高出 2~22 倍。

(二)行为因素

1. **性行为** 对于一般性行为的女性,宫颈感染至少一种 HPV 型别的终身累计概率高达 80%。前瞻性队列研究显示在性行为开始后很快就会发生 HR-HPV 感染,大约有一半的年轻女性在开始性行为后的 3 年内就会感染 HPV。大量的流行病学研究证实,性生活过早、多个性伴侣等因素是 HPV 感染的重要协同因素。青春期女孩下生殖道发育尚未成熟,过早性生活会使宫颈上皮多次重复暴露于某些细菌或病毒,产生潜在的细胞变异,数年后可能产生癌变。研究显示,15~16 岁有初始性行为者,其发生 HPV 感染的危险性是 ≥21 岁者的 2.55 倍(95% *CI* 1.83-3.56),而不足 15 岁即有初次性行为者 HPV 感染危险性是 ≥21 岁者的 3.32 倍(95% *CI* 2.44-4.53)。我国子宫颈癌高发区的调查研究发现初次性行为年龄过早、多个性伴侣等因素均能增加 HPV 感染的机会,导致子宫颈癌的发病风险增加。

2. **口服避孕药** 一项对非洲、美洲、欧洲及亚洲的 120 项 HPV 感染相关研究汇总分析结果显示:曾服用口服避孕药者是从未服用者发生 HPV 感染风险的 2.94 倍(95%*CI* 2.39-3.62),并且几项病例对照研究均显示随着服用时间的增加 HPV 感染风险增加。女性口服避孕药可增加体内雌激素水平,促进 HPV DNA 整合入宿主的基因组中,从而促使宫颈病变恶性转化;并且口服避孕药者在性行为中性器官的接触可能增加 HPV 感染的机会。我国农村子宫颈癌高发区女性的主要避孕措施为输卵管结扎术和避孕环,仅有很少一部分(<5%)女性曾经口服过避孕药,因此并没有发现口服避孕药是我国农村妇女 HPV 感染的主要危险因素。

3. **多孕多产**　多孕多产能增加子宫颈癌的患病风险。HPV 感染相关研究的汇总分析结果表明,生育 5 个、3~4 个孩子的女性是生产 <3 个孩子者 HPV 感染风险的 3.72 倍和 2.83 倍。原因可能是多孕多产影响女性体内激素水平的变化,降低机体对 HPV 感染的免疫应答,导致 HPV 持续感染或宫颈病变的进展。

4. **营养与饮食**　女性营养状况差,缺乏必需的营养素,如叶酸、维生素 B_{12}、维生素 B_6、蛋氨酸等,可致 HPV 持续感染和子宫颈癌的发生。这可能是由于叶酸的缺乏,干扰了 DNA 合成、修复及甲基化,或改变细胞对致癌基因或化学致癌物的易感性,最终导致肿瘤形成,而正常水平的叶酸盐则可减少这些因素的风险,起到预防 CIN 的作用。我国子宫颈癌高发区多在中西部的边远地区,居民吃新鲜水果蔬菜的时间短、数量少,多种维生素微量元素缺乏,这很可能是子宫颈癌高发的原因之一。

5. **不良习惯和卫生状况**　除了不良的性行为、早婚、多产等因素,不良生活状况如不洁的盥洗器具(不洁、共用),均会增加 HPV 感染的风险,最终导致子宫颈癌的发病风险上升。一项中国农村的研究表明在公共浴池洗浴的女性感染 HPV 的风险是在家里洗浴者的 1.23 倍(95%*CI* 1.11-1.35);同时发现在家里分娩的次数越多,女性患子宫颈癌的风险性越大($OR=4.0$,$95\%CI$ 1.46-11.0),可能与家里分娩时卫生状况较差及女性的社会经济状况有关。

在上述易感因素中,行为危险因素是 HPV 感染的重要影响因素,与经济、文化、宗教习俗等密切相关,针对相应的行为危险因素采取干预措施可以有效降低子宫颈癌疾病负担。

(三) 宿主易感性

HPV 感染是一种常见的通过性行为传播的疾病,其感染率高低主要取决于人群的年龄和性行为习惯。年轻的性活跃女性宫颈部位 HPV 感染率最高,感染高峰年龄在 20 岁左右。虽然年轻女性的 HPV 感染及其引起的宫颈低度病变的频率很高,但绝大多数都会在短期内自动消失,当然还会反复感染,也可同时感染几种不同亚型的 HPV。随年龄增长宫颈 HPV 感染率明显下降。我国以人群为基础的大样本流行病学调查数据显示,我国女性存在第二个 HPV 感染高峰,在 40~45 岁左右。一方面与大年龄段女性免疫功能随年龄增加而下降,对新发和既往感染的清除能力下降,从而更容易发生持续感染有关;另一方面可能与其本人或配偶与新的性伴侣接触而发生感染有关。

除年龄外,有多个性伴侣或性交频繁者;初次性交年龄低的女性;其男性性伴侣有其他 HPV 感染性伴侣的女性;人类免疫缺陷病毒感染的女性;患有其他性传播疾病,尤其是多种性传播疾病混合存在的女性也为 HPV 病毒易感人群。

参考文献

[1] BAKER TS, NEWCOMB WW, OLSON NH, et al. Structures of bovine and human papillomaviruses. Analysis by cryoelectron microscopy and three-dimensional image reconstruction. Biophys J, 1991, 60 (6): 1445-1456.

[2] MCBRIDE AA. Oncogenic human papillomaviruses. Philos Trans R Soc Lond B Biol Sci, 2017, 372: 1732.

[3] BERGVALL M, MELENDY T, ARCHAMBAULT J. The E1 proteins. Virology, 2013, 445 (1-2): 35-56.

[4] MCBRIDE AA. The papillomavirus E2 proteins. Virology, 2013, 445 (1-2): 57-79.

[5] MIURA S, KAWANA K, SCHUST DJ, et al. CD1d, a sentinel molecule bridging innate and adaptive immunity, is downregulated by the human papillomavirus (HPV) E5 protein: a possible mechanism for immune evasion by HPV. J Virol, 2010, 84 (22): 11614-1123.

[6] BRUGGER B, SANDHOFF R, WEGEHINGEL S, et al. Evidence for segregation of sphingomyelin and cholesterol during formation of COPI-coated vesicles. J Cell Biol, 2000, 151 (3): 507-518.

[7] WANG JW, RODEN RB L2, the minor capsid protein of papillomavirus. Virology, 2013, 445 (1-2): 175-186.

[8] BUCK CB, DAY PM, TRUS BL. The papillomavirus major capsid protein L1. Virology, 2013, 445 (1-2): 169-174.

[9] BUCK CB, CHENG N, THOMPSON CD, et al. Arrangement of L2 within the papillomavirus capsid. J Virol, 2008, 82 (11): 5190-5197.

[10] UNCKELL F, STREECK RE, SAPP M. Generation and neutralization of pseudovirions of human papillomavirus type 33. J Virol, 1997, 71 (4): 2934-2939.

[11] Biological agents. Volume 100 B. A review of human

carcinogens. IARC Monogr Eval Carcinog Risks Hum,2012,100(Pt B):1-441.

[12] ZUR HAUSEN H. Papillomavirus infections—a major cause of human cancers. Biochim Biophys Acta, 1996,1288(2):55-78.

[13] KJAER SK,FREDERIKSEN K,MUNK C,et al. Long-term absolute risk of cervical intraepithelial neoplasia grade 3 or worse following human papillomavirus infection:role of persistence. J Natl Cancer Inst,2010,102(19):1478-1488.

[14] BRUNI L,ALBERO G,SERRANO B,et al. ICO/IARC Information Centre on HPV and Cancer (HPV Information Centre). Human Papillomavirus and Related Diseases in the World,2021.

[15] PEREIRA A,LACERDA HR,BARROS RR. Prevalence and factors associated with anal lesions mediated by human papillomavirus in men with HIV/AIDS. Int J STD AIDS,2008,19(3):192-196.

[16] TORRENTE MC,RODRIGO JP,HAIGENTZ M, et al. Human papillomavirus infections in laryngeal cancer. Head Neck,2011,33(4):581-586.

[17] ROBERTS JN,BUCK CB,THOMPSON CD,et al. Genital transmission of HPV in a mouse model is potentiated by nonoxynol-9 and inhibited by carrageenan. Nat Med,2007,13(7):857-861.

[18] MORENO V,BOSCH FX,MUNOZ N,et al. Effect of oral contraceptives on risk of cervical cancer in women with human papillomavirus infection:the IARC multicentric case-control study. Lancet,2002, 359(9312):1085-1092.

[19] de SANJOSE S,BROTONS M,PAVON MA. The natural history of human papillomavirus infection. Best Pract Res Clin Obstet Gynaecol,2018,47:2-13.

[20] MOSCICKI AB,SCHIFFMAN M,BURCHELL A,et al. Updating the natural history of human papillomavirus and anogenital cancers. Vaccine,2012,(Suppl5):

24-33.

[21] MUNOZ N, BOSCH FX, CASTELLSAGUE X, et al. Against which human papillomavirus types shall we vaccinate and screen? The international perspective. Int J Cancer, 2004, 111 (2): 278-285.

[22] ZUNA RE, ALLEN RA, MOORE WE, et al. Distribution of HPV genotypes in 282 women with cervical lesions: evidence for three categories of intraepithelial lesions based on morphology and HPV type. Mod Pathol, 2007, 20 (2): 167-174.

[23] GRAVITT PE. The known unknowns of HPV natural history. J Clin Invest, 2011, 121 (12): 4593-4599.

[24] KAWANA K, YASUGI T, KANDA T, et al. Neutralizing antibodies against oncogenic human papillomavirus as a possible determinant of the fate of low-grade cervical intraepithelial neoplasia. Biochemical & Biophysical Research Communications, 2002, 296 (1): 102-105.

[25] STANLEY MA. Epithelial Cell Responses to Infection with Human Papillomavirus. Clinical Microbiology Reviews, 2012, 25 (2): 215-222.

[26] IARC monographs on the evaluation of carcinogenic risks to humans Vol. 90. human papillomaviruses. International Agency for Research on Cancer. Lyon, France, 2007.

[27] GIULIANO AR, LEE JH, FULP W, et al. Incidence and clearance of genital human papillomavirus infection in men (HIM): a cohort study. Lancet, 2011, 377 (9769): 932-940.

[28] 宋文君, 王英红. HPV 感染与机体特异性免疫状态的相关性研究进展. 医学综述, 2013, 19 (7): 1188-1190.

[29] ZHAO FH, FORMAN MR, BELINSON J, et al. Risk factors for HPV infection and cervical cancer among unscreened women in a high-risk rural area of China. Int J Cancer, 2006, 118 (2): 442-448.

[30] LUQUE AE,HITTI J,MWACHARI C,et al. Prevalence of human papillomavirus genotypes in HIV-1-infected women in Seattle,USA and Nairobi,Kenya:results from the Women's HIV Interdisciplinary Network (WHIN). Int J Infect Dis,2010,14(9):810-814.

[31] DENNY LA,FRANCESCHI S,de SANJOSE S,et al. Human papillomavirus,human immunodeficiency virus and immunosuppression. Vaccine,2012,30(5):168-174.

[32] ZHANG HY,TIGGELAAR SM,SAHASRABUDDHE VV,et al. HPV prevalence and cervical intraepithelial neoplasia among HIV-infected women in Yunnan Province,China:a pilot study. Asian Pac J Cancer Prev,2012,13(1):91-96.

[33] ZHAO FH,LEWKOWITZ AK,HU SY,et al. Prevalence of human papillomavirus and cervical intraepithelial neoplasia in China:a pooled analysis of 17 population-based studies. Int J Cancer,2012,131(12):2929-2938.

[34] GRULICH AE,van LEEUWEN MT,FALSTER MO,et al. Incidence of cancers in people with HIV/AIDS compared with immunosuppressed transplant recipients:a meta-analysis. Lancet,2007,370(9581):59-67.

[35] MOSCICKI AB. Impact of HPV infection in adolescent populations. J Adolesc Health,2005,37(6):3-9.

[36] VINODHINI K,SHANMUGHAPRIYA S,DAS BC,et al. Prevalence and risk factors of HPV infection among women from various provinces of the world. Arch Gynecol Obstet,2012,285(3):771-777.

[37] FENG CY,LIN M,LAKHANEY D,et al. The association between dietary intake and cervical intraepithelial neoplasia grade 2 or higher among women in a high-risk rural area of China. Arch Gynecol Obstet,2011,284(4):973-980.

[38] KJAER SK, CHACKERIAN B, van den BRULE AJ, et al. High-risk human papillomavirus is sexually transmitted: evidence from a follow-up study of virgins starting sexual activity (intercourse). Cancer Epidemiol Biomarkers Prev, 2001, 10(2): 101-106.

第二章

子宫颈癌临床医学

一、机制

子宫颈癌是最常见的妇科恶性肿瘤,高发年龄为 50~55 岁,目前对于宫颈癌发生比较明确的致病因素是持续性高危型 HPV 感染,尤其是 HPV16 和 HPV18 这两个类型,70% 的宫颈癌都是由这两个类型的 HPV 感染引起的。其他相关因素有多个性伴侣、吸烟、性生活过早、性传播疾病、经济状况低下、口服避孕药和免疫抑制等。

目前,已知 HPV 共有 200 多个型别,40 余种与生殖道感染有关,其中 13~15 种与子宫颈癌前病变和子宫颈癌发病密切相关。已在接近 90% 的子宫颈癌前病变和子宫颈癌组织发现有高危型 HPV,其中约 70% 与 HPV16 和 HPV18 型相关。高危型 HPV 产生病毒癌蛋白,其中 E6 和 E7 分别作用于宿主细胞的抑癌基因 p53 及 Rb 使之失活或降解,继而通过一系列分子事件导致癌变。接种 HPV 预防性疫苗可以实现子宫颈癌的一级预防。

HPV 感染是子宫颈癌发生的明确致病因素,需要强调的是 HPV 感染是子宫颈癌发生的必要条件,但不是充分条件,尚需要其他因素的综合协同作用。自 HPV 感染进展至浸润性子宫颈癌的漫长过程，以及仅有少数 HPV 感染者可进展至子宫颈癌均说明了这一事实，即子宫颈癌的发生需要多种因素共同作用，而非单一的 HPV 感染。

二、临床特点及分期

（一）FIGO 2018 年子宫颈癌分期

见表 2-1。

表 2-1　FIGO 2018 年子宫颈癌分期

分期	内容
I 期	癌严格局限于子宫颈（忽略扩散至子宫体）
I A 期	显微镜下诊断，最大间质浸润深度 ≤5mm
I A1 期	间质浸润深度 ≤3mm
I A2 期	间质浸润深度 >3mm 而 ≤5mm
I B 期	间质浸润深度 >5mm（病变范围大于 I A 期）；病变局限于子宫颈，测量肿瘤最大径线[a]
I B1 期	间质浸润深度 >5mm 而最大径线 ≤2cm 的浸润癌
I B2 期	最大径线 >2cm 而 ≤4cm 的浸润癌
I B3 期	最大径线 >4cm 的浸润癌
II 期	子宫颈癌侵犯超出子宫，但未达阴道下 1/3 或骨盆壁
II A 期	累及阴道上 2/3，无宫旁浸润
II A1 期	最大径线 ≤4cm 的浸润癌
II A2 期	最大径线 >4cm 的浸润癌
II B 期	宫旁浸润，但未达骨盆壁

续表

分期	内容
Ⅲ期	癌累及阴道下 1/3，和/或扩散至骨盆壁，和/或导致肾积水或无功能肾，和/或盆腔淋巴结转移，和/或腹主动脉旁淋巴结转移
ⅢA 期	癌累及阴道下 1/3，未扩散至骨盆壁
ⅢB 期	扩散至骨盆壁，和/或导致肾积水或无功能肾（除外其他原因所致）
ⅢC 期	盆腔淋巴结转移和/或腹主动脉旁淋巴结转移（包括镜下微转移）[a]，无论肿瘤大小与范围（采用 r 与 p 标记）[c]
ⅢC1 期	仅盆腔淋巴结转移
ⅢC2 期	腹主动脉旁淋巴结转移
Ⅳ期	癌已扩散超出真骨盆或累及膀胱或直肠黏膜（活检证实）。泡样水肿不属于Ⅳ期
ⅣA 期	扩散至邻近的盆腔器官
ⅣB 期	转移至远处器官

[a] 淋巴脉管受侵不改变分期。镜下浸润宽度不再纳入分期标准。

[b] 孤立的肿瘤细胞不改变分期，但应记录其存在。

[c] ⅢC 期应备注 r（影像学）和 p（病理学）以表明分期的依据。若为影像学发现盆腔淋巴结转移，分期应为ⅢC1r；若为病理证实者则为ⅢC1p。所用影像学方法和病理技术应予以记录。如有疑问时，归入较低分期。

（二）临床特点

1. HPV 相关型

（1）浸润性鳞状细胞癌：占子宫颈癌的 75%~80%。

1）巨检：微小浸润性鳞状细胞癌肉眼观察无明显异常，或类似子宫颈柱状上皮异位。随病变发展，可形成 4 种类型：

外生型：最常见，癌灶向外生长呈乳头状或菜花样，组织脆，触之易出血。常累及阴道。

内生型：癌灶向子宫颈深部组织浸润，子宫颈表面光滑或仅有柱状上皮异位,子宫颈肥大变硬,呈桶状。常累及宫旁组织。

溃疡型:上述两型癌组织继续发展合并感染坏死,脱落后形成溃疡或空洞,似火山口状。

颈管型:癌灶发生于子宫颈管内,常侵入子宫颈管和子宫峡部供血层及转移至盆腔淋巴结。

2) 显微镜检

微小浸润性鳞状细胞癌:指在 HSIL(CIN3)基础上镜检发现小滴状、锯齿状癌细胞团突破基底膜,浸润间质。诊断标准见临床分期。

浸润性鳞状细胞癌:指癌灶浸润间质范围超出微小浸润癌,多呈网状或团块状浸润间质。根据癌细胞核的多形性与大小及核分裂程度等可将鳞状细胞癌分为高(Ⅰ级)、中(Ⅱ级)、低分化(Ⅲ级)3 种,这种分级法可能提供了肿瘤对化疗和放疗相关的预后信息,但目前更倾向于分为角化型和非角化型。

角化型:相当于高分化鳞癌,细胞体积大,有明显角化珠形成,可见细胞间桥,细胞异型性较轻,无核分裂或核分裂罕见。

非角化型:相当于中分化和低分化鳞癌。细胞体积大或较小,可有单细胞角化但无角化珠,细胞间桥不明显,细胞异型性常明显,核分裂象多见。除上述最常见的两种亚型外还有以下多种亚型:乳头状鳞状细胞癌、基底细胞样鳞状细胞癌、湿疣样癌、疣状癌、鳞状移形细胞癌和淋巴上皮样瘤样癌。

(2) 腺癌:近年来子宫颈腺癌的发生率有上升趋势,占子宫颈癌的 20%~25%。

1) 巨检:来自子宫颈管内,浸润管壁;或自子宫颈管内向子宫颈外口突出生长;常可侵犯宫旁组织;病灶向子宫颈管内生长时,子宫颈外观可正常,但因子宫颈管膨大,形如桶状。

2)显微镜检

普通型子宫颈腺癌:最常见的组织学亚型,约占子宫颈腺癌的90%。虽然来源于子宫颈管柱状黏液细胞、偶尔间质内可见黏液池形成,但肿瘤细胞内见不到明确黏液,胞浆双嗜性或嗜酸性。镜下见腺体结构复杂、呈筛状和乳头状,腺上皮细胞增生呈复层,核异型性明显,核分裂象多见。该亚型绝大部分呈高-中分化。

黏液性腺癌:该亚型的特征是细胞内可见明确黏液,又进一步分为胃型、肠型、印戒细胞样和非特指型。其中,高分化的胃型腺癌,既往称为微偏腺癌(minimal deviation adenocarcinoma,MDA),虽然分化非常好,但几乎是所有子宫颈腺癌中预后最差的一种亚型,5年生存率仅为普通子宫颈腺癌的一半。

其他少见类型如腺鳞癌、腺样基底细胞癌、绒毛状管状腺癌、内膜样癌等上皮性癌,以及神经内分泌肿瘤、间叶性肿瘤等。

2. 非HPV相关型 尽管HPV感染已经成为子宫颈癌发生明确的病因,但仍有极少数的病例HPV检测呈阴性。大约5.5%~11%的子宫颈癌被报道为HPV阴性,这可以归因于真正的阴性和假阴性结果。真正的HPV阴性的子宫颈癌几乎都是病因不明的子宫颈腺癌。假HPV阴性可由组织学错误分类、潜伏的HPV感染、靶向片段的破坏、非高危HPV感染和HPV检测方法引起。目前,对于HPV阴性的宫颈癌还没有明确的定义来描述通过HPV检测无HPV感染的病理特征诊断的病例。对于HPV阴性的宫颈癌,临床医生应考虑宫颈癌是否真的与HPV无关,是非子宫颈癌的错误分类,还是HPV假阴性病例。

非子宫颈癌的错误分类包括子宫内膜癌的直接延伸或由其他原发性 HPV 阴性肿瘤的远处转移引起的子宫颈癌。一项检测 HPV 阴性的宫颈腺癌的研究表明,对于 50% 以上的病例,仅基于组织学特征无法将这些病例与子宫内膜癌区分开来。因此,对于 HPV 阴性结果的病例,有必要对肿瘤和间质进行免疫染色,以确定原发肿瘤部位,降低假阴性率。

年龄也是非子宫颈癌分类中值得考虑的一个特征,"高龄、HPV 阴性和非鳞状细胞癌"典型的三联征提示子宫内膜癌而不是宫颈癌的可能性大。在女性下生殖器官中,与其他部位相比,转移致子宫颈比较是罕见的;然而,据报道,3.7%的女性生殖器官转移性肿瘤涉及子宫颈。

一些研究已经报道了由非高危人乳头瘤病毒引起的子宫颈癌。子宫颈癌与低风险 HPV6、HPV11、HPV42、HPV44和 HPV70 型感染之间可能存在关联。但是低风险 HPV 是导致子宫颈癌的原因还是由于其他原因意外获得的子宫颈癌尚不清楚。既往有研究提示 1%~2% 的原发性子宫颈癌与非高危 HPV 感染相关。目前,大多数 HPV 检测针对高危 HPV亚型,无法检测到非高危 HPV 感染,导致部分 HPV 假阴性结果。

病理类型与 HPV 检测结果有相关性。在全球范围内,12.7%的鳞状细胞癌和15%~38%的宫颈腺癌是 HPV 阴性的。鳞状细胞癌的角化不全或角化过度状态可导致 HPV 检测结果的假阴性。此外,HPV 检测可能遗漏了组织病理学几乎全部为腺癌的 HPV 阴性宫颈癌。据报道,一些 HPV 基因型在宫颈腺癌中的阳性率很低。此外,宫颈腺癌中的 HPVDNA 载量低于鳞状细胞癌,这对腺癌中的 HPV 检测造成了一定的难度。腺上皮不容易受到持续的 HPV 感染,即使在 HPV 感染的腺上皮中,游离 HPVDNA 的积累和整合 HPV 的拷贝数也很低。相比之下,HPV 感染的鳞状细胞癌往往具有更高的

HPVDNA 拷贝数和整合病毒。

　　HPV 阳性腺癌常见的病理类型为肠型腺癌、绒毛管状细胞癌、印戒细胞癌和子宫内膜样腺癌,起源于宫颈鳞柱交界处,占所有宫颈腺癌的近 90%。HPV 阴性腺癌的病理类型为胃型腺癌、透明细胞癌、浆液性腺癌和中肾性腺癌,其发生机制尚不完全清楚且易发生于年轻女性。有研究表明,年轻女性的宫颈透明细胞癌的一个亚型与己烯雌酚 DES 宫内暴露相关。这些类型相当罕见,它们的发生可能与 HPV 无关。

　　HPV 阴性宫颈癌患者在诊断前容易发生 FIGO 期晚期和淋巴间隙侵犯,导致预后不良。一项多中心研究显示,62.5%的 HPV 阴性腺癌为 Ⅱ 期或更高,而 83.7% 的普通类型病例在诊断时为Ⅰ期。目前,HPV 阴性的宫颈癌没有特异性的治疗方法,与 HPV 阳性的子宫颈癌的治疗策略相同。但对 HPV阴性和 HPV 阳性子宫颈癌细胞系的研究显示,当使用相同的治疗时,这两种类型的肿瘤存在不同的抗肿瘤机制。明确HPV 阴性子宫颈癌的不同类别对于制订合适的治疗方法和指导调查 HPV 阴性宫颈癌的研究至关重要。肿瘤的发生是多因素综合作用的结果,HPV 感染是子宫颈癌发生的重要因素,但不能排除独立于 HPV 之外的其他子宫颈癌的发病机制。HPV 非依赖性子宫颈癌的存在不应影响 HPV 检测和疫苗接种的推广。临床医生应谨慎对 HPV 阴性病例进行分类和治疗,并考虑子宫颈癌晚期与预后不良的相关性,为 HPV检测阴性的女性提供更好的管理和有效的治疗。

三、临床表现

　　早期子宫颈癌常无明显症状和体征。子宫颈管型患者因子宫颈外观正常易漏诊或误诊。随病变发展,可出现以下表现:

1. **阴道流血** 常表现为接触性出血,即性生活或妇科检查后阴道流血;也可表现为不规则阴道流血,或经期延长、经量增多。老年患者常为绝经后不规则阴道流血。出血量根据病灶大小、侵及间质内血管情况而不同,若侵蚀大血管可引起大出血。一般外生型癌出血较早,量多;内生型癌出血较晚。

2. **阴道排液** 多数患者有白色或血性、稀薄如水样或米汤状、有腥臭味的阴道排液。晚期患者因癌组织坏死伴感染,可有大量米汤样或脓性恶臭白带。

3. **晚期症状** 根据癌灶累及范围出现不同的继发性症状,如尿频、尿急、便秘、下肢肿痛等;癌肿压迫或累及输尿管时,可引起输尿管梗阻、肾盂积水及尿毒症;晚期可有贫血、恶病质等全身衰竭症状。

四、妇科检查

微小浸润癌可无明显病灶,子宫颈光滑或糜烂样改变。随病情发展,可出现不同体征。外生型子宫颈癌可见息肉状、菜花状赘生物,常伴感染,质脆易出血;内生型表现为子宫颈肥大、质硬、子宫颈管膨大;晚期癌组织坏死脱落,形成溃疡或空洞伴恶臭。阴道壁受累时,可见赘生物生长或阴道壁变硬;宫旁组织受累时,双合诊、三合诊检查可扪及子宫颈旁组织增厚、结节状、质硬或形成冰冻骨盆状。

五、辅助检查

早期病例的诊断应采用子宫颈细胞学检查和/或 HPV 检测、阴道镜检查、子宫颈活组织检查的"三阶梯"程序,确诊依据为组织学诊断。子宫颈有明显病灶者,可直接在癌灶取材。

对子宫颈活检为 HSIL 但不能除外浸润癌者、或活检为可疑微小浸润癌需要测量肿瘤范围或除外进展期浸润癌者，需行子宫颈切除性治疗，主要有冷刀切除术（cold-knife conization，CKC）和子宫颈环形电切术（loop electrosurgical excision procedure，LEEP）。切除组织应作连续病理切片检查。确诊后根据具体情况选择胸部 X 线或 CT 平扫、静脉肾盂造影、膀胱镜检查、直肠镜检查、超声检查及盆腔或腹腔增强 CT 或磁共振、PET-CT 等影像学检查。

参考文献 ▎

［1］ CASTELLSAGUE X. Natural history and epidemiology of HPV infection and cervical cancer. Gynecol Oncol，2008，110（Suppl2）：4-7.

［2］ XING B，GUO J，SHENG Y，et al Human Papillomavirus-Negative Cervical Cancer：A Comprehensive Review. Front Oncol，2020，10：606335.

［3］ PETRY KU，LIEBRICH C，LUYTEN A，et al. Surgical staging identified false HPV-negative cases in a large series of invasive cervical cancers. Papillomavirus Res，2017，4：85-89.

［4］ PIROG EC. Cervical Adenocarcinoma：Diagnosis of Human Papillomavirus Positive and Human Papillomavirus-Negative Tumors. Arch Pathol Lab Med，2017，141（12）：1653-1667.

［5］ PIROG EC，LLOVERAS B，MOLIJN A，et al. HPV prevalence and genotypes in different histological subtypes of cervical adenocarcinoma，a worldwide analysis of 760 cases. Modern Pathol，2014，27（12）：1559-1567.

［6］ STOLNICU S，HOANG L，CHIU D，et al. Clinical Outcomes of HPV-associated and Unassociated Endocervical Adenocarcinomas Categorized by the

International Endocervical Adenocarcinoma Criteria and Classifification（IECC）. Am J Surg Pathol，2019，43（4）：466-474.

［7］ 赵超，毕蕙，魏丽惠，等 . 子宫颈高级别上皮内病变管理的中国专家共识 . 中国妇产科临床杂志，2022，23（2）：3.

第三章

子宫颈癌流行病学

HPV 感染是世界范围内一种常见的通过性或皮肤黏膜直接接触传播的感染，它能够引起生殖道或其他部位皮肤/黏膜发生一系列病变。据世界卫生组织/国际癌症研究署（WHO/IARC）数据显示，2018 年高危型 HPV 感染与全球 69 万例新发病例有关（归因于 HPV 感染的世界人口年龄标化发病率为 8.0/10 万，简称世标发病率），其中女性为 62 万例，男性为 6.9 万例 。世界不同地区由于 HPV 感染所致癌症的比例相差很大，在澳大利亚/新西兰和美国约 <3% 的女性癌症归因于 HPV 感染，而在撒哈拉以南非洲地区近 26% 的女性癌症归因于 HPV 感染。HPV 感染主要引起子宫颈癌，此外还可导致肛门癌、阴茎癌、外阴癌、阴道癌、口咽癌、口腔癌及喉癌等。

尽管在我国普通女性中 HPV52、HPV58 是较常见型别，但在子宫颈癌中 HPV16、HPV18 仍是最为常见的两种型别。2021 年发表的近 250 万例宫颈标本 HPV 检测数据显示，中国女性最常检出的高危型别是 HPV52（4.7%）、HPV16（3.4%）、HPV53（2.5%）、HPV58（2.4%）和 HPV51（2.1%）。全国多中心大样本研究结果显示，中国子宫颈鳞癌和腺癌中高危型 HPV 检出率分别为 97.6% 和 74.5%。据 ICO HPV 信息中心的系统综述报告,中国 69.1% 的子宫颈癌与 HPV16/18 相关,与全球结果类似;HPV52/28 相关子宫颈癌占 14.7%,高于全球水平(7.4%)。

下面重点对子宫颈癌的疾病负担和流行病学特征进行阐述。

一、全球子宫颈癌流行病学现状

据 WHO/IARC 2020 年数据显示,子宫颈癌为女性第四大恶性肿瘤,估计 2020 年全球新发子宫颈癌病例约为 60.4 万,死亡 34.2 万。宫颈癌是 23 个国家女性肿瘤发病居于首位的肿瘤以及 36 个国家女性肿瘤死亡的首要原因。不同国家/地区子宫颈癌疾病负担不同,发病率相差可达 10 倍。全球子宫颈癌的世标发病率为 13.3/10 万,高发区包括非洲东部(40.1/10万)、非洲南部(36.4/10 万)、非洲中部地区(31.6/10 万)和西南太平洋美拉尼西亚(28.3/10 万)等;低发区包括亚洲西部(4.1/10 万)、澳大利亚/新西兰(5.6/10 万)、北美洲(6.1/10 万)、北非(6.3/10 万)和欧洲大部分地区(<10.5/10 万,不包括中欧和东欧)等。

全球子宫颈癌的世标死亡率为 7.3/10 万,不同国家/地区差异巨大。子宫颈癌高死亡率地区包括非洲东部(28.6/10万)、非洲中部地区(22.7/10 万)、非洲南部地区(20.6/10 万)、西太平洋美拉尼西亚地区(18.6/10 万)和非洲西部(16.6/10万)等。子宫颈癌低死亡率地区包括澳大利亚/新西兰(1.6/10万)、北美洲(2.1/10 万)、亚洲西部(2.3/10 万)、欧洲大部分地区(<2.3/10 万,不包括中欧和东欧)。

总体而言,子宫颈癌发病率与死亡率最高的区域均集中在撒哈拉以南非洲,其发病率比澳大利亚及新西兰等低发地区高 7~10 倍,死亡率高约 18 倍。

二、中国子宫颈癌流行病学现状

我国子宫颈癌疾病负担重,据全国肿瘤登记中心2022年最新报道,2016年我国子宫颈癌新发病例数达到11.9万,粗发病率为17.7/10万(世标率11.3/10万);死亡病例数达到3.7万,粗死亡率为5.5/10万(世标率3.4/10万)。其三间分布概述如下:

(一)时间分布

近年来,我国子宫颈癌发病率和死亡率呈现不同程度的上升趋势。2000—2016年间,中国宫颈癌世标发病率与死亡率分别以平均每年8.5%与5.4%的速度增长;在2000—2007年间,世标发病率年平均增长率高达16.0%。

(二)地理分布

子宫颈癌发病和死亡分布具有明显的地域差异。2022年出版的中国肿瘤登记地区数据显示,2017年子宫颈癌的发病率和死亡率均以中部地区最高(世标率13.86/10万、4.30/10万),其次分别为西部(世标率11.72/10万、3.96/10万)和东部地区(世标率:9.92/10万、2.71/10万)。在七大行政区中,华中地区和西北地区发病率和死亡率显著高于全国平均水平,华北地区发病率和死亡率明显低于全国平均水平。农村地区的发病率、死亡率(世标率11.91/10万、3.76/10万)均高于城市地区(世标率10.80/10万,死亡率3.09/10万),城乡间差距逐渐缩小。

(三)年龄分布

中国子宫颈癌的发病率和死亡率随年龄增长而变化。

年龄别发病率在 20 岁之前处于较低水平,自 20 岁以后快速上升,至 50~54 岁年龄组达高峰,之后逐渐下降。年龄别死亡率在 25 岁之前处于较低水平,25 岁以后随年龄增加逐渐升高,在 80~84 岁组达到高峰。并且宫颈癌发病呈现年轻化趋势,发病率最高的年龄段从 2000 年的 70 岁及以上前移到了 2014 年的 40~59 岁,尤其是农村地区诊断平均年龄下降 5.18 岁。

参考文献

[1] de MARTEL C, GEORGES D, BRAY F, et al. Global burden of cancer attributable to infections in 2018: a worldwide incidence analysis. Lancet Glob Health, 2020, 8(2): 180-190.

[2] de MARTEL C, PLUMMER M, VIGNAT J, et al. Worldwide burden of cancer attributable to HPV by site, country and HPV type. Int J Cancer, 2017, 141 (4): 664-670.

[3] ZENG Z, AUSTIN RM, WANG L, et al. Nationwide Prevalence and Genotype Distribution of High-Risk Human Papillomavirus Infection in China. Am J Clin Pathol, 2022, 157(5): 718-723.

[4] CHEN W, ZHANG X, MOLIJN A, et al. Human papillomavirus type-distribution in cervical cancer in China: the importance of HPV 16 and 18. Cancer Causes Control, 2009, 20(9): 1705-1713.

[5] CHEN W, MOLIJN A, ENQI W, et al. The variable clinicopathological categories and role of human papillomavirus in cervical adenocarcinoma: A hospital based nation-wide multi-center retrospective study across China. Int J Cancer, 2016, 139(12): 2687-2697.

[6] BRUNI L, ALBERO G, SERRANO B, et al. ICO/IARC Information Centre on HPV and Cancer

（HPV Information Centre）. Human Papillomavirus and Related Diseases in China. Summary Report 22 October,2021.

[7] SUNG H,FERLAY J,SIEGEL RL,et al. Global Cancer Statistics 2020:GLOBOCAN Estimates of Incidence and Mortality Worldwide for 36 Cancers in 185 Countries. CA Cancer J Clin,2021,71（3）: 209-249.

[8] FERLAY J,ERVIK M,LAM F,et al. Global Cancer Observatory:Cancer Today. In. Lyon,France: International Agency for Research on Cancer,2020.

[9] ZHENG R,ZHANG S,ZENG H,et al. Cancer incidence and mortality in China,2016. Journal of the National Cancer Center,2022,2（1）:1-9.

[10] 赫捷,魏文强. 2020 中国肿瘤登记年报. 北京:人民卫生出版社,2022.

[11] LI X,ZHENG R,LI X,et al. Trends of incidence rate and age at diagnosis for cervical cancer in China, from 2000 to 2014. Chin J Cancer Res,2017,29（6）: 477-486.

第四章

子宫颈癌的一级预防

一、概述

一级预防又称病因预防,是在疾病尚未发生时针对致病因素(或危险因素)采取措施,是预防和消灭疾病的根本措施。一级预防包括两方面内容:一是健康促进;二是健康保护。健康促进是通过创造促进健康的环境使人们避免或减少对致病因子的暴露,改变机体易感性,保护健康人免于发病。健康保护是对有明确病因或具备特异预防手段的疾病所采取的措施,在预防和消除病因上起主要作用。接种疫苗是实现一级预防,最有效、最安全、最便利的措施,也是符合成本效益的最佳措施之一。

子宫颈癌的一级预防措施同样包括健康促进和健康保护两个方面。人乳头瘤病毒(human papilloma viruses,HPV)疫苗接种属于健康保护的内容,是预防子宫颈癌的主要一级预防措施。与其他预防措施相比,HPV疫苗接种可产生针对疫苗型别的特异性保护,通过降低人群对HPV感染相关疾病的易感性来从根本上预防子宫颈癌的发生。

二、HPV 疫苗简介

(一) 批准上市的疫苗

已批准上市的 HPV 疫苗是基于 HPV 病毒样颗粒 (virus-like particle, VLPs) 为抗原的疫苗, 通过基因重组的方法利用载体在特定的宿主细胞中表达 HPV 的 L1 结构蛋白, 在一定条件下使 L1 蛋白组装为 VLPs, 辅以佐剂制成。由于 VLPs 不含有病毒 DNA, 所以不具有感染性和致癌性, 从而保障了疫苗的安全性。HPV 疫苗接种后, 会刺激机体产生特异性中和抗体, 抗体能中和入侵的 HPV, 从而阻止 HPV 的感染。通过预防 HPV 初次感染和减少持续性感染来阻断子宫颈癌前病变的发生和发展。

2006 年四价 HPV 疫苗作为全球首个 HPV 疫苗先后在美国和加拿大获批上市; 2007 年双价 HPV 疫苗在澳大利亚获得上市许可; 2014 年九价 HPV 疫苗在美国上市。HPV 疫苗已在全球超过 130 个国家和地区上市使用。截至 2022 年 7 月 31 日, 国家药品监督管理局已批准 5 种 HPV 疫苗在中国境内上市。其中进口疫苗有 3 种, 国产疫苗有 2 种, 具体情况见表 4-1。

(二) 中国 HPV 疫苗临床试验研究进展

截至 2022 年 6 月 30 日, 国家市场监督管理总局药物临床试验登记与信息公示平台显示, 国产预防型 HPV 疫苗都是基于 HPV VLPs 为抗原, 包括 16/18 型双价疫苗、6/11 型双价疫苗、16/18/58 型三价疫苗、6/11/16/18 型四价疫苗、16/18/52/58 型四价疫苗、6/11/16/18/31/33/45/52/58 型九价疫苗、6/11/16/18/31/33/45/52/58/59/68 型十一价疫苗, 以及

表 4-1 中国已上市使用的 HPV 疫苗

疫苗通用名称	双价人乳头瘤病毒吸附疫苗	双价人乳头瘤病毒疫苗(大肠杆菌)	双价人乳头瘤病毒疫苗(毕赤酵母)	四价人乳头瘤病毒疫苗(酿酒酵母)	九价人乳头瘤病毒疫苗(酿酒酵母)
疫苗名称简称	双价 HPV 疫苗(昆虫细胞)	双价 HPV 疫苗(大肠杆菌)	双价 HPV 疫苗(毕赤酵母)	四价 HPV 疫苗(酿酒酵母)	九价 HPV 疫苗(酿酒酵母)
HPV 型别	16/18	16/18	16/18	6/11/16/18	6/11/16/18/31/33/45/52/58
每 0.5ml 剂量含有的 VLP L1 蛋白剂量(μg)	20/20	40/20	40/20	20/40/40/20	30/40/60/40/20/20/20/20/20
抗原表达宿主细胞	昆虫细胞	大肠杆菌	毕赤酵母	重组酿酒酵母	重组酿酒酵母
佐剂	AS04 佐剂系统	氢氧化铝	磷酸铝	无定形羟基磷酸铝硫酸盐	无定形羟基磷酸铝硫酸盐
预防 HPV 感染相关疾病(中国境内批准)	预防因高危 HPV16/18 型所致的：宫颈癌；CIN2/3 和 AIS；CIN1	预防因高危 HPV16/18 型所致的：宫颈癌；CIN2/3 和 AIS；CIN1 以及 HPV 16/18 型引起的持续感染	预防因高危 HPV16/18 型所致的：宫颈癌；CIN2/3 和 AIS	预防因高危 HPV 16/18 型所致的：宫颈癌；CIN2/3 和 AIS；CIN1。境内临床试验尚未证实本品对低危 HPV6/11 型相关疾病的保护效果。	HPV16/18/31/33/45/52/58 引起的宫颈癌；以及由 HPV6/11/16/18/31/33/45/52/58 引起的下列癌前病变或不典型病变：CIN23 和 AIS；CIN1；以及 HPV6/11/16/18/31/33/45/52/58 引起的持续感染
境外最早上市年份	2007	-	-	2006	2014
中国境内上市年份	2016	2019	2022	2017	2018

6/11/16/18/31/33/35/39/45/51/52/56/58/59 型十四价疫苗等。截至 2022 年 6 月,有 3 家企业完成Ⅲ期临床试验,11 家企业正在开展Ⅲ期临床试验,研究的目标人群不仅包括女性,HPV 疫苗在中国男性中的保护效力、免疫原性和安全性研究也在逐步开展。

(三) 国外 HPV 疫苗临床试验研究进展

虽然现有的预防性疫苗已被证明可有效保护宿主免受 HPV 感染,但是具有型别特异性,不能覆盖所有高危型 HPV;此外,对患者也不能起到根除肿瘤细胞的作用,因此,第二代预防性疫苗和治疗性疫苗正在研发中。基于 L1 疫苗的高免疫原性和次要衣壳蛋白 L2 的广泛交叉保护产生的嵌合 L1-L2 病毒样颗粒,这种第二代预防性 HPV 疫苗有可能预防更多型别的 HPV 感染。目前在研的 HPV 治疗性疫苗主要包括减毒病毒/细菌载体疫苗、DNA 疫苗、多肽疫苗、蛋白疫苗、树突状细胞疫苗、全肿瘤细胞疫苗等。有 130 多个与治疗性 DNA 疫苗相关的临床研究已经在 ClinicalTrials 网站注册,大多数处于Ⅰ期和Ⅱ期临床试验阶段,其中有两个候选疫苗 MVA E2 和 VGX-3100 分别在墨西哥和美国完成了针对 HPV 相关的高级别鳞状上皮内病变(HSIL)患者的Ⅲ期临床试验,两者都证明在清除 HPV 感染方面非常有效,但尚未获得药监部门的上市许可。

三、HPV 疫苗有效性

(一) 免疫原性

四种上市应用的 HPV 疫苗按照免疫程序接种,均能产生高达 95% 以上的疫苗包含型别抗体阳转率,抗体滴度也达到较高水平。

1. **双价 HPV 疫苗（昆虫细胞）**　我国 9~45 岁健康女性按照 0、1、6 个月的免疫程序接种 3 剂疫苗 1 个月后，HPV16/18 抗体阳转率可达 99.4%~100%。9~17 岁女性接种后的抗体滴度是 18~25 岁女性的 2~3 倍。

2. **双价 HPV 疫苗（大肠杆菌）**　我国 9~45 岁健康女性按照 0、1、6 个月免疫程序接种 3 剂疫苗后 1 个月，HPV16/18 抗体阳转率均为 100%，且 9~17 岁人群的抗体滴度均高于 18~26 岁人群。9~14 岁人群按照 0、6 个月接种 2 剂疫苗后，HPV16/18 血清抗体阳转率均为 100%，抗体滴度不低于 18~25 岁女性 3 剂次程序。

3. **四价 HPV 疫苗（酿酒酵母）**　我国 9~45 岁健康女性按照 0、2、6 个月的免疫程序接种 3 剂疫苗 1 个月后，抗 HPV6/11/16/18 的抗体阳转率均高于 96%。

4. **九价 HPV 疫苗（酿酒酵母）**　我国 9~45 岁健康女性按照 0、2、6 个月的免疫程序接种 3 剂疫苗后 1 个月，9~19 岁和 27~45 岁女性的抗 HPV6/11/16/18/31/33/45/52/58 抗体阳转率均为 100%，20~26 岁女性 9 种疫苗型别的抗体阳转率均不低于 99.8%。

（二）保护效力

目前应用的 HPV 疫苗按照免疫程序接种，临床试验研究显示，预防相关基因型 HPV 持续感染率在 90% 以上，预防癌前病变的保护效力在 87% 以上。

1. **双价 HPV 疫苗（昆虫细胞）**　在 18~25 岁按 0、1、6 个月程序完成 3 剂次疫苗接种的健康中国女性人群中，疫苗对 HPV16/18 相关的 CIN1+ 和 CIN2+ 的保护效力分别为 93.2% 和 87.3%；对 6 个月和 12 个月持续性感染的保护效力分别为 96.3%、96.9%。

2. **双价HPV疫苗(大肠杆菌)** 在18~45岁按0、1、6个月程序完成3剂次疫苗接种的健康中国女性中,疫苗预防HPV16/18相关的CIN2/3、AIS或子宫颈癌的保护效力为100%,预防6个月和12个月持续感染的效力分别为97.7%和95.3%。

3. **四价HPV疫苗(酿酒酵母)** 在20~45岁按0、2、6个月程序完成3剂次疫苗接种的健康中国女性中,对HPV6/11/16/18相关的CIN1/2/3、原位癌和子宫颈癌的保护效力为100%;对HPV6/11/16/18相关的6个月和12个月子宫颈持续性感染的保护效力分别为91.6%、97.5%,对HPV6/11/16/18相关的子宫颈细胞学异常的保护效力为94.0%。

4. **九价HPV疫苗(酿酒酵母)** 境外在16~26岁健康女性中开展的以四价HPV疫苗(酿酒酵母)为对照的临床试验显示,按0、2、6个月程序完成3剂次疫苗接种后,疫苗对HPV31/33/45/52/58相关的6个月及以上持续感染的保护效力为96.0%,对高级别子宫颈上皮病变、原位癌和子宫颈癌的保护效力为96.3%;在东亚(包括中国香港地区和中国台湾地区)人群中,疫苗对HPV31/33/45/52/58相关的6个月及以上持续感染的保护效力为95.8%,对子宫颈细胞学异常的保护效力为92.1%。

(三)保护效果

HPV疫苗在真实世界中预防感染、癌前病变和子宫颈癌等方面的保护效果已得到证实。

2019年发表的对14个国家超6 000万人长达9年的累计数据开展的系统综述显示:双价HPV疫苗(昆虫细胞)或四价HPV疫苗(酿酒酵母)引入国家免疫规划后5~8年,13~19岁和20~24岁女性中HPV16/18感染率分别下降83%和66%,13~19岁女性中HPV31/33/45的感染率也显著下降 54%。引入后 5~9 年，15~19 岁和 20~24 岁筛查的女性中 CIN2⁺的发生率分别下降 51% 和 31%。疫苗在年轻人群中的效果均优于年长人群。

2020 年一项瑞典近 170 万 10~30 岁女性的真实世界研究数据显示，与未接种人群相比，至少接种 1 剂四价 HPV 疫苗（酿酒酵母）的女性浸润性子宫颈癌发病率在 <17 岁和 17~30 岁女性中分别下降 88% 和 53%。

2021 年英国最新发表的研究表明，与未接种疫苗队列相比，16~18 岁、14~16 岁和 12~13 岁接种双价 HPV 疫苗（昆虫细胞）的队列（全程接种率分别为 44.8%、73.2% 和 84.9%）子宫颈癌发病率分别下降 34%、62% 和 87%。

（四）免疫持久性

四种 HPV 疫苗均表现出较好的免疫持久性。最新的研究结果显示，研究对象双价 HPV 疫苗（昆虫细胞）接种后 12 年、四价 HPV 疫苗（酿酒酵母）接种后 14 年、九价 HPV 疫苗（酿酒酵母）接种后 8 年、双价 HPV 疫苗（大肠杆菌）接种后 5 年疫苗相关型别抗体阳性率仍 >90%。疫苗的免疫持久性仍需继续观察来确定。

四、HPV 疫苗不良反应或事件发生情况

（一）临床试验不良反应或事件研究结果

1. **双价 HPV 疫苗（昆虫细胞）** 一项合并了 11 项研究共纳入约 30 000 名年龄≥10 岁的女性的合并分析结果显示，与安慰剂组（含铝对照疫苗和甲型肝炎疫苗）相比，试验组疼痛、发红和肿胀的发生比例更高，但疼痛、发红和肿胀是短暂的。Ⅲ期临床研究显示，最常见的局部不良反应是疼痛、发

红和肿胀,持续时间较短;与对照组相比,疫苗组报告的全身不良反应中疲劳、头痛和肌痛更频繁。

一项针对18~25岁中国女性的Ⅱ/Ⅲ期临床研究显示,接种HPV后不良反应一般有轻微、自限性和持续时间短的特点。试验组报告的接种部位症状(疼痛、发红和肿胀)的比例高于安慰剂组。其中接种部位发生疼痛的比例最高(试验组和安慰剂组的发生比例分别为62.6%和42.5%),非征集性不良事件、SAE、重大医疗事件、新发慢性疾病、新发自身免疫性疾病或妊娠结局的比例在组间没有明显差异。另一项纳入9~45岁中国女性的Ⅲ B期临床试验结果显示,在试验组和安慰剂组,9~17岁的女性比26~45岁的女性出现关节痛、疲劳、胃肠道症状、头痛、肌痛和发热的比例更大。从研究开始到第12个月内,没有发现任何严重不良事件与疫苗接种有因果关系,也没有致命性的不良事件。

2. 双价HPV疫苗(大肠杆菌) 双价HPV疫苗(大肠杆菌)于2010年启动临床研究。Ⅰ期临床研究结果显示,未观察到严重不良事件(SAE);84.2%(32/38)的受试者在研究中报告了征集性或非征集性的不良事件,所有不良事件均为轻中度,主要为接种部位疼痛(44.7%)及发热(28.9%)。每剂接种前后血样检测变化随机,多为轻度,且无临床意义。Ⅱ期临床试验结果显示,疫苗组与对照组的局部及全身不良事件发生率相当并且无疫苗相关的严重不良事件发生。Ⅲ期临床研究对7 372名18~45岁健康女性进行了安全性观察,疫苗引发的不良事件多为中轻度,无疫苗相关的严重不良事件,接种部位疼痛与发热最为常见。

3. 四价HPV疫苗(酿酒酵母) 对来自5项临床研究的安全性数据进行汇总分析,显示在接受四价HPV疫苗(酿酒酵母)的女性中,最常见的局部不良反应为肿胀、红斑和瘙痒;最常见的全身不良反应为发热、恶心和头晕。21 464名研究对象中,有206名研究对象发生严重的全身不良反应,7例被鉴定为和疫苗接种相关。另一项对大约6 000名9~24岁拉丁美洲女性的试验的汇总分析也发现,与安慰剂组相比,疫苗组的局部不良反应相对较高(疫苗组和安慰剂组局部不良反应的发生比例分别为85%和73%),两组SAE发生比例均为0.4%。

一项纳入3 006名中国20~45岁女性的临床试验中,试验组和安慰剂组分别有926名(61.8%)和856名(57.1%)接种者报告了AEs。接种疫苗后15天内,试验组出现注射部位AEs的频率高于安慰剂组(37.6% *vs.* 27.8%),而试验组和安慰剂组出现全身AEs的频率相似(46.8% *vs.* 45.1%)。妊娠结局、致命性SAE和新的疾病在试验组和安慰剂组之间的频率相似,且都正常范围内。另一项临床试验纳入了766名中国年轻女性(9~19岁和20~26岁均为383例)。其中,9~19岁组发生接种部位和全身AEs的比例分别为36.6%和49.3%;20~26岁组分别有40.7%和54.8%发生接种部位和全身AEs。没有与疫苗相关的SAE。没有受试者因AE而停止接种疫苗,也没有死亡报告。

4. 九价HPV疫苗(酿酒酵母)　对7项Ⅲ期临床试验的综合分析,共纳入15 000名接受至少1剂九价HPV疫苗(酿酒酵母)的受试者,结果显示疫苗整体具有良好的耐受性。少数受试者(0.1%)因不良事件而停用,少数受试者(<0.1%)发生严重的疫苗相关AE。7名接种九价HPV疫苗(酿酒酵母)受试者在研究期间死亡,但与疫苗接种无关。最常见的不良反应主要在接种部位。一项Ⅲ期临床试验主要用于比较九价HPV疫苗(酿酒酵母)和四价HPV疫苗(酿酒酵母)安全性。结果显示,九价HPV疫苗(酿酒酵母)接种者比四价HPV疫苗(酿酒酵母)接种者发生局部不良反应的比例略高(分别为90.7%和84.9%),最常见的不良反应为疼痛、肿胀、发红和瘙痒;超过90%的不良反应是轻度到中度的。两组发生全身不

良事件的比例大致相似。与疫苗接种相关的最常见全身不良事件为头痛、发热、恶心、头晕和疲劳。

临床研究中针对亚洲人群的数据分析显示,九价 HPV 疫苗(酿酒酵母)试验组接种部位 AEs 比四价 HPV 疫苗(酿酒酵母)试验组更高(中国香港/中国台湾、日本、韩国和泰国:九价 HPV 疫苗(酿酒酵母):85.2%、81.9%、87.5% 和 86.6%;九价 HPV 疫苗(酿酒酵母):77.7%、9.5%、82.0% 和 83.1%)。最常见的接种部位 AE 为疼痛、肿胀和发红,大多数为轻度到中度的强度。一项纳入 9~45 岁中国女性的Ⅲ期临床研究显示,在 9~19 岁、20~26 岁和 27~45 岁的受试者中,分别有 43.3% 和 50.9%、50.5% 和 57.1%、43.8% 和 43.4% 发生接种部位和全身 AEs。没有出现与疫苗相关的急性呼吸道感染、或因急性呼吸道感染而停止接种和死亡病例。

(二)上市后不良反应或事件监测结果

1. 罕见不良反应或事件 截至 2020 年 10 月,HPV 疫苗已在全球 110 个国家和地区上市使用,部分国家建立的不良反应(adverse event,AE)监测系统为疫苗上市后 AE 监测奠定了基础,使罕见 AEs 能够在真实世界大规模接种后被报告。有些国家的 AE 监测系统收到 HPV 疫苗接种后报告吉兰-巴雷综合征(Guillain-Barre syndrome,GBS)、体位性心动过速综合征(postural orthostatic tachycardia syndrome,POTS)、复杂性区域疼痛综合征(complex regional pain syndrome,CRPS)、原发性卵巢功能不全(primary ovarian insufficiency,POI)、慢性疲劳综合征(chronic fatigue syndrome,CFS)、静脉血栓栓塞(venous thromboembolism,VTE)、自身免疫性疾病,甚至死亡等罕见 AEs。尽管罕见 AEs 在接种 HPV 疫苗后有报告,并与 HPV 疫苗接种有时间上的关联,但并不意味着存在因果关系,因果关系的归因需要在人群水平上有可靠的流行病学证据和生物学方面的合理性。

2. 不良反应或事件监测结果 截至 2021 年 10 月,美国已使用超过 1.35 亿剂 HPV 疫苗,美国疾控中心(CDC)超过 15 年的上市后监测与研究证实了 HPV 疫苗的安全性。美国疫苗 AE 报告系统(vaccine adverse events reporting system, VAERS)收到 HPV 疫苗上市后最常见的 AEs 报告为接种部位的疼痛、发红或肿胀、头晕、晕厥(晕倒)、恶心和头痛;除了晕厥常见于青少年接种疫苗后,未发现 HPV 疫苗接种后的 AEs 发生率高于临床研究的数据;过敏反应的报告发生率为 3 例/100 万剂。

Shimabukuro 等分析美国 2014 年 12 月~2017 年 12 月接种约 2 800 万剂九价 HPV 疫苗(酿酒酵母)的 VAERS 数据,共报告 7 244 例 AEs,其中 97.4% AEs 为非严重病例,最常见的为头晕、晕厥、头痛和注射部位反应。186 例严重 AEs 中,头痛(33.9%)、头晕(26.9%)和恶心(25.8%)是最常报告的症状;2 例接种后确认死亡的病例,尸检报告或死亡证明中没有证据显示与接种疫苗有因果关系。粗 AE 报告发生率为 25.9 例/10 万剂,严重 AE 粗报告发生率为 7 例/100 万剂。报告 8 例 GBS,其中 4 名符合布莱顿协作组的定义;报告 17 例 POTS,其中 12 例不符合诊断标准或缺少足够信息确认诊断,其余 5 例部分符合诊断标准;报告 1 例有焦虑史的 13 岁女孩 CRPS 可能病例。美国 CDC 分析 VAERS 的 2006 年 6 月~2017 年 12 月接种超过 8 000 万剂的四价 HPV 疫苗(酿酒酵母)数据,共报告 36 142 例 AEs,其中 93%AEs 归类为非严重病例,7% 被归类为严重病例。Suragh 等对 VAERS 的 2009 年 10 月~2017 年 12 月双价 HPV 疫苗(昆虫细胞)数据进行分析,约 72 万剂 HPV 疫苗报告 241 例 AEs,其中 95.8% 的 AEs 为非严重病例,与美国境内四价 HPV 疫苗(酿酒酵母)接种后的 AE 报告发生率相当,头晕、头痛、恶心和注射部位反应是最常见的症状;粗 AE 报告发生率为 33.3 例/10 万剂,严重 AE 报告发生率为 1.4 例/10 万剂。VAERS 是一个自发的报告系统,能发现可能与疫苗接种有关的安全问题,但无法对 AEs 与疫苗的因果关系进行鉴别。

Donahue 等利用美国疫苗安全数据链(vaccine safety datalink,VSD)6 个点 2015 年 10 月~2017 年 10 月每周的 9~26 岁人群的九价 HPV 疫苗(酿酒酵母)接种情况和 AEs 的数据,以确定九价 HPV 疫苗(酿酒酵母)接种与特定 AEs(过敏反应、阑尾炎、GBS、慢性炎性脱髓鞘性多神经病、注射部位反应、胰腺炎、癫痫、中风、晕厥和 VTE)的关联。在 105 周的监测期,共接种 838 991 剂九价 HPV 疫苗(酿酒酵母),未发现接种疫苗与上述特定 AEs 有统计学意义的风险。Gee 等对 VSD 的四价 HPV 疫苗(酿酒酵母)安全性数据进行分析,也没发现接种后 GBS 和 VTE 风险增高。

Phillips 等分析四价 HPV 疫苗(酿酒酵母)在澳大利亚上市后 11 年(2007 年 4 月~2017 年 12 月)的 AEs,900 万剂四价 HPV 疫苗(酿酒酵母)报告 4 551 例 AEs,粗 AE 报告发生率为 39.8 例/10 万剂。2013 年和 2014 年加强监测期间 12~13 岁人群晕厥报告发生率为 29.6 次/10 万剂,其余时间为 7.1 次 /10 万剂。与年龄较大的青少年相比,年龄较小的青少年晕厥发生率更高。过敏反应发生率为 0.32/10 万剂。其他特别关注的 AEs 包括自身免疫性疾病、POTS、POI、GBS、CRPS 和 VTE 报告发生率很低,分析没有发现存在因果关系。

Kim 等分析评估韩国 AE 报告系统(KAERS)2007 年 1 月~2016 年 12 月四价 HPV 疫苗(酿酒酵母)和双价 HPV 疫苗(昆虫细胞)的 AEs 数据。四价 HPV 疫苗(酿酒酵母)和双价 HPV 疫苗(昆虫细胞)分别报告 2 686 例和 1 994 例 AEs。接种部位疼痛和反应是两种疫苗最常见的 AEs,但双价 HPV 疫苗(昆虫细胞)更常见。两种疫苗的非接种部位 AEs 特征大体相似,但发热(3.34% vs .5.91%)、头痛(2.50% vs. 3.16%)、疲劳(0.83% vs. 1.27%)和震颤(0.39% vs. 0.84%)在接种双价HPV疫苗(昆虫细胞)时更常见。四价 HPV 疫苗(酿酒酵母)更易出现感觉异常(1.60% vs. 0.74%)、荨麻疹(2.05% vs. 1.58%)和恶心(2.50% vs. 2.22%)。其他 AEs,如头晕(4.11% vs. 3.59%)、疼痛(1.73% vs. 1.69%)和肌痛(2.89% vs.2.74%),在两种疫苗中出现的频率相似。

Yu 分析了 2018—2020 年浙江省 AE 监测系统四价 HPV疫苗(酿酒酵母)的 AE 数据。899 282 剂四价 HPV 疫苗(酿酒酵母)报告 238 例 AEs,粗报告发生率为 2.7/万剂。发热、发红和硬结是报告的最常见 AEs(1.12/万剂)。报告 2 例过敏性休克、3 例 GBS 和 2 例急性播散性脑脊髓炎。没有发现新的或非预期的安全问题。

全球疫苗安全咨询委员会(GACVS)先后于 2007 年、2008 年、2009 年、2013 年、2014 年、2015 年和 2017 年对 HPV疫苗安全性进行审核,认为 HPV 疫苗具有非常好的安全性。其他权威机构,如欧盟药物管理局(EMA)、美国 CDC、国际妇产科联合会(FIGO)和欧洲妇科肿瘤学会—欧洲阴道镜联盟(ESGO-EFC)也支持该观点。

五、HPV 疫苗免疫策略和实施进展

(一) WHO 免疫策略

1. **免疫程序** WHO 有关 HPV 疫苗立场文件推荐对9~14 岁个体采用 2 剂次接种(第 0、6~15 个月),2 剂次之间至少间隔 6 个月,这将有助于节省成本和提高接种率。对首剂接种年龄 <15 岁、第 2 剂接种年龄 ≥15 岁的情况仍然按照2 剂次接种,并建议 2 剂次间不超过 12~15 个月,从而保证

在进入性活跃期之前完成接种程序。如果 2 剂次之间间隔短于 5 个月，需要在首剂接种后至少 6 个月给予第 3 剂。对年龄≥15 岁个体应采用 3 剂次接种程序（第 0、1~2、6 个月）。对免疫抑制和/或 HIV 感染人群，不论是否正在接受抗逆转录病毒治疗，都应进行 3 剂次的接种。

2. **与其他疫苗同时接种**　HPV 疫苗可以与其他灭活和活疫苗一起接种，但要使用不同注射器，在不同部位注射。例如可以考虑 HPV 疫苗与破伤风白喉疫苗加强剂次的同时接种。

3. **HPV 疫苗的互换使用**　有关 HPV 疫苗互换使用的安全性、免疫原性和有效性证据有限，建议尽量使用同一种 HPV 疫苗进行接种。如果不知道之前接种的疫苗类型或无法获得相同类型的疫苗，可以采用其他任何一种 HPV 疫苗完成整个接种程序。

WHO 推荐所有国家开展全国范围内的 HPV 疫苗接种，通过结合各种免疫服务策略，如医疗保健机构、社区和/或学校相结合的方式，达到较高的覆盖率。阶段性的引入只能作为经济实力、实施能力受限国家的短期选择。这种情况下，应优先对宫颈癌筛查可及性较差的女性给予接种。

（二）境外 HPV 疫苗主要免疫策略

截至 2021 年年底，根据 WHO 统计的各国免疫程序显示，131 个国家已将 HPV 疫苗纳入国家免疫规划。纳入免疫规划的国家全程接种率平均为 53%，其中 22 个国家 HPV 疫苗全程接种率达到 75% 以上。自 2007 年陆续将 HPV 疫苗纳入免疫规划后，免疫策略的变更基本围绕接种人群从女性扩展到男性、阶段性补种的开展、免疫程序和疫苗类型的更新四个方面。

欧洲妇产科委员会和学院（EBCOG）对 HPV 疫苗的接种推荐：HPV 疫苗接种的主要目标群体是性活跃期前的男孩女

孩（<15 岁）。在常规疫苗接种方案开始时，对年龄稍大的女性进行 HPV 疫苗补种，可在短期内提高疫苗接种的效果。确定常规疫苗接种和补种年龄时，国家需要综合考虑包括：初次性行为的平均年龄、特定年龄段的 HPV 感染流行率（如果可获取）、疫苗接种策略，以及目标群体（及其监护人）接受疫苗接种的情况等。

目前，已有 75 个国家和地区采用 2 剂次免疫接种程序，下表列举部分国家获批上市的 HPV 疫苗年龄范围以及两剂次接种年龄（表 4-2）。

表 4-2　采用 2 剂次 HPV 疫苗免疫程序的国家

国家	HPV 疫苗获批年龄范围	2 剂次推荐年龄
美国	9~45 岁	9~14 岁
瑞典	9 岁及以上	10~12 岁
西班牙	9 岁及以上	12 岁
韩国	9~26 岁	11~12 岁
澳大利亚	9~45 岁	9~14 岁
新加坡	9~26 岁	9~14 岁
加拿大	9~45 岁	10~13 岁
希腊	9 岁及以上	11~15 岁
德国	9 岁及以上	9~14 岁
法国	9 岁及以上	11~13 岁
马来西亚	9~45 岁	13 岁

来源：WHO 网站或疫苗在本国批准的说明书

中国境内 HPV 疫苗免疫程序　目前，HPV 疫苗在我国大多数地区属于非免疫规划疫苗，按照疫苗说明书知情、自愿、自费进行接种。

双价 HPV 疫苗（昆虫细胞）：适用于 9~45 岁女性。推荐

于 0、1 和 6 个月分别接种 1 剂次,共接种 3 剂。第 2 剂可在
首剂后 1~2.5 个月之间接种,第 3 剂可在首剂后 5~12 个月
之间接种。

双价 HPV 疫苗(大肠杆菌):适用于 9~45 岁女性。推荐于 0、
1 和 6 个月分别接种 1 剂次,共接种 3 剂。第 2 剂可在首剂后
1~2 个月内接种,第 3 剂可在首剂后 5~8 个月内接种。9~14 岁
女性可选择采用 0、6 个月分别接种 1 剂次(间隔不小于 5 个月)。

双价 HPV 疫苗(毕赤酵母):适用于 9~30 岁女性,0、2 和
6 个月分别接种 1 剂次;第 2 剂可在第 1 剂后的 2~3 个月内
接种,第 3 剂可在第 1 剂后的 6~7 个月内接种。9~14 岁女
性可选择采用 0、6 个月分别接种 1 剂次。

四价 HPV 疫苗(酿酒酵母)和九价 HPV 疫苗(酿酒酵母):
四价 HPV 疫苗(酿酒酵母)适用于 9~45 岁女性,九价 HPV
疫苗(酿酒酵母)适用于 9~45 岁女性。推荐于 0、2 和 6 个月
分别接种 1 剂次,共接种 3 剂。首剂与第 2 剂的接种间隔至
少 1 个月,第 2 剂与第 3 剂的接种间隔至少为 3 个月,所有 3
剂应在 1 年内完成。

中国境内使用的 HPV 疫苗免疫程序见表 4-3。

表 4-3　中国境内使用的 HPV 疫苗免疫程序 *

疫苗名称	接种年龄	接种剂次	接种间隔
双价 HPV 疫苗(昆虫细胞)	9~45 岁女性	0、1 和 6 个月分别接种 1 剂次	第 2 剂可在首剂后 1~2.5 个月之间接种,第 3 剂可在首剂后 5~12 个月之间接种
双价 HPV 疫苗(大肠杆菌)	9~45 岁女性	0、1 和 6 个月分别接种 1 剂次;9~14 岁女性可选择采用 0、6 个月分别接种 1 剂次	第 2 剂可在首剂后 1~2 个月内接种,第 3 剂可在首剂后 5~8 个月内接种

续表

疫苗名称	接种年龄	接种剂次	接种间隔
双价 HPV 疫苗(毕赤酵母)	9~30 岁女性	0、2 和 6 个月分别接种 1 剂次;9~14 岁女性可选择采用 0、6 个月分别接种 1 剂次	第 2 剂可在第 1 剂后的 2~3 个月内接种,第 3 剂可在第 1 剂后的 6~7 个月内接种
四价 HPV 疫苗(酿酒酵母)	9~45 岁女性	0、2 和 6 个月分别接种 1 剂次	首剂与第 2 剂的接种间隔至少 1 个月,第 2 剂与第 3 剂的接种间隔至少为 3 个月
九价 HPV 疫苗(酿酒酵母)	9~45 岁女性	0、2 和 6 个月分别接种 1 剂次	首剂与第 2 剂的接种间隔至少 1 个月,第 2 剂与第 3 剂的接种间隔至少为 3 个月

* 截至 2022 年 7 月 31 日

六、HPV 疫苗接种要求和注意事项

(一) 接种单位应具备的条件

1. 取得医疗机构执业许可证。

2. 具有经过县级人民政府卫生健康主管部门组织的预防接种专业培训并考核合格的医师、护士或者乡村医生。

3. 具有符合疫苗储存和运输管理规范的冷藏设施、设备,以及相应的冷藏保管制度。

（二）接种人员专业要求

1. 从事受种者预约、预检、健康状况询问与接种禁忌核查、预防接种知情告知等技术人员应具有医师、护士或者乡村医生资格。

2. 从事疫苗接种操作的人员应具有医师、护士或者乡村医生资格。

3. 从事疑似预防接种异常反应中病例救治的人员应具备医师或助理医师资格。

4. 从事疫苗出入库管理、信息登记、冷链温度监测等人员可以为一般管理人员，无须具备医疗卫生专业资格。

（三）HPV 疫苗接种注意事项

1. **接种前**　首先由受种者通过预防接种单位或网络平台进行 HPV 疫苗的预约。预约成功后，受种者按照预约的时间和地点前往预防接种单位进行疫苗接种。预防接种前，受种者应配合预防接种人员开展健康状况询问和接种禁忌核查，阅读并签署 HPV 疫苗预防接种知情同意书。接种人员确认受种者符合接种条件后，进行"三查七对一验证"，再次核实受种者、疫苗、免疫程序等信息后，方可实施预防接种。HPV 疫苗使用对象的年龄范围和免疫程序有所不同，受种者应知晓，接种人员要严格按照规定执行。如果受种者存在接种禁忌，接种单位应给出医学建议。如果受种者因其他原因暂时不具备接种条件，应在满足接种条件后再提供接种服务。

2. **接种中**　预防接种人员应穿工作衣、戴帽和口罩，保持手卫生。HPV 疫苗应选择上臂外侧三角肌进行肌内注射。注射时应先排尽注射器内空气，皮肤常规消毒，左手将注射肌肉部位绷紧，右手持注射器，与皮肤呈 90° 角，将针头快速垂直刺入肌肉,进针深度约为针头的 2/3,松左手,固定针管,缓慢推注疫苗,注射完毕后用消毒干棉球或干棉签轻压针刺处,快速拔出针头,观察有无渗血或药液渗出,若有渗出,应将消毒干棉球或干棉签按压片刻。

3. 接种后　接种疫苗后,接种人员应扫描疫苗电子监管码,并进行相关预防接种信息的录入。接种完毕后应将注射器具直接或毁型后投入安全盒或防刺穿的容器内,按照《医疗废物管理条例》统一回收销毁。接种人员应告知受种者或其监护人,在接种疫苗后留在现场观察 30 分钟后方可离开。同时,要真实、准确、完整的记录预防接种信息,提供纸质版或电子版接种凭证,做好下次疫苗接种的预约工作。

(四) 接种流程图

见图 4-1。

七、疑似预防接种异常反应的监测和处置

疑似预防接种异常反应(adverse event following immunization,AEFI)是指在预防接种后发生的怀疑与预防接种有关的反应或事件。预防接种异常反应,是指合格的疫苗在实施规范接种过程中或者实施规范接种后造成受种者机体组织器官、功能损害,相关各方均无过错的药品不良反应。

(一) 报告

1. 责任报告人　医疗机构、接种单位、疾病预防控制机构、药品不良反应监测机构、疫苗生产企业及其执行职务的人员为疑似预防接种异常反应的责任报告单位和报告人。

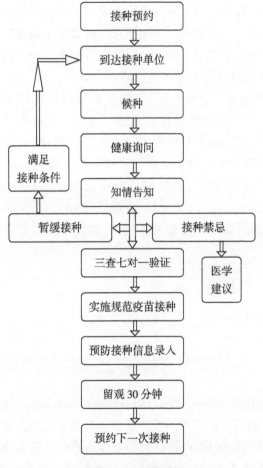

图 4-1　接种流程图

2. **报告时限及流程**　疑似预防接种异常反应报告实行属地化管理。责任报告单位和报告人应当在发现疑似预防接种异常反应后 48 小时内填写疑似预防接种异常反应个案报告卡,向责任报告单位和报告人发现属于报告范围的疑似预防接种异常反应(包括接到受种者或其监护人的报告)后应当及时向受种者所在地的县级卫生行政部门、药品监督管理部门报告。发现怀疑与预防接种有关的死亡、严重残疾、群体性疑似预防接种异常反应、对社会有重大影响的疑似预防接种异常反应时,责任报告单位和报告人应当在发现后2小时内向所在地县级卫生行政部门、药品监督管理部门报告;县级卫生行政部门和药品监督管理部门在2小时内逐级向上一级卫生行政部门、药品监督管理部门报告。

县级疾病预防控制机构经核实后立即通过全国疑似预防接种异常反应监测系统进行网络直报。

(二) 调查

除明确诊断的一般反应(如单纯发热、接种部位的红肿、硬结等)外的疑似预防接种异常反应均需调查。

县级疾病预防控制机构对需要调查的疑似预防接种异常反应,在接到报告后48小时内组织开展调查,收集相关资料:一是临床资料。了解病人的既往预防接种异常反应史、既往健康状况(如有无基础疾病等)、家族史、过敏史,掌握病人的主要症状和体征及有关的实验室检查结果、已采取的治疗措施和效果等临床资料。必要时对病人进行访视和临床检查。二是预防接种资料。疫苗进货渠道、供货单位的资质证明、疫苗购销记录;疫苗运输条件和过程、疫苗贮存条件和冰箱温度记录、疫苗送达基层接种单位前的贮存情况;疫苗的种类、生产企业、批号、出厂日期、有效期、来源(包括分发、供应或销售单位)、领取日期、同批次疫苗的感官性状;接种服务组织形式、接种现场情况、接种时间和地点、接种单位和接种人员的资质;接种实施情况、接种部位、途径、剂次和剂量、打开的疫苗何时用完;安全注射情况、注射器材的来源、注射操作是否规范;接种同批次疫苗其他人员的反应情况、当地相关疾病发病情况。

怀疑与预防接种有关的死亡、严重残疾、群体性疑似预防接种异常反应、对社会有重大影响的疑似预防接种异常反应,由市级或省级疾病预防控制机构在接到报告后立即组织预防接种异常反应调查诊断专家组进行调查。

(三)诊断

1. AEFI相关疾病诊断 由正规医疗机构根据受种者的临床症状体征、实验室检查、必要的辅助检查结果作出正确的疾病诊断。

2. 异常反应诊断 省级、设区的市级和县级疾病预防控制机构成立预防接种异常反应调查诊断专家组,负责预防接种异常反应调查诊断。调查诊断专家组由流行病学、临床医学、药学等专家组成。疾病预防控制机构、药品不良反应监测机构的人员不进入预防接种异常反应调查诊断专家组。

县级卫生行政部门、药品监督管理部门接到疑似预防接种异常反应报告后,对需要进行调查诊断的,交由县级疾病预防控制机构组织专家进行调查诊断。死亡、严重残疾、群体性疑似预防接种异常反应、对社会有重大影响的疑似预防接种异常反应,由市级或省级疾病预防控制机构组织预防接种异常反应调查诊断专家组进行调查诊断。

疑似预防接种异常反应的调查诊断在申请方提交调查诊断书面申请后,组织进行。调查诊断专家组应当依据法律、行政法规、部门规章和技术规范,结合临床表现、医学检查结果和疫苗质量检验结果等,进行综合分析,作出调查诊断结论。诊断结论在调查结束后30天内尽早作出。任何单位或个人均不得做出预防接种异常反应诊断。

调查诊断专家组在作出调查诊断后 10 日内,将调查诊断结论报同级卫生行政部门和药品监督管理部门,并反馈给相关各方(受种者、接种单位和疫苗生产企业)。

(四)异常反应鉴定

受种方、接种单位、疫苗生产企业对预防接种异常反应调查诊断结论有争议时,可以在收到预防接种异常反应调查诊断结论之日起 60 日内向接种单位所在地设区的市级医学会申请进行预防接种异常反应鉴定,并提交预防接种异常反应鉴定所需的材料。对设区的市级医学会鉴定结论不服的,可以在收到预防接种异常反应鉴定书之日起 15 日内,向接种单位所在地的省、自治区、直辖市医学会申请再鉴定。

(五)AEFI 处置原则

1. 实施接种过程中或者实施接种过程后出现受种者死亡、严重残疾、器官组织损伤等损害,属于异常反应或者不能排除的,依照《中华人民共和国疫苗管理法》有关规定给予受种者补偿。

2. 当受种方、接种单位、疫苗生产企业对疑似预防接种异常反应调查诊断结论有争议时,按照《预防接种异常反应鉴定办法》的有关规定处理。

3. 因疫苗质量不合格给受种者造成损害的,以及因接种单位违反预防接种工作规范、免疫程序、疫苗使用指导原则、接种方案给受种者造成损害的,依照《中华人民共和国药品管理法》《中华人民共和国疫苗管理法》及《医疗事故处理条例》有关规定处理。

4. 建立媒体沟通机制,引导媒体对疑似预防接种异常反应作出客观报道,澄清事实真相。开展与受种者或其监护人的沟通,对疑似预防接种异常反应发生原因、事件处置的相关政策等问题进行解释和说明。

八、健康教育

子宫颈癌是一种可以通过预防人乳头瘤病毒(HPV)高危亚型的持续感染、定期筛查、规范治疗而预防的恶性肿瘤,子宫颈癌的 HPV 感染预防、筛查、治疗称为子宫颈癌的三级预防。其中一级预防是指对病因学的预防,采用有效措施,减少或消除各种致癌因素对人体产生的致癌作用。做好社会动员、健康教育是实现这一目标的基本条件之一,是重要的一级预防措施。其主要目的是促进广大群众正确理解和认识预防性 HPV 疫苗接种、子宫颈癌定期筛查、随访以及癌前病变治疗的目的和意义,主动自觉接受和利用预防保健服务。健康教育是由一系列有组织、有计划的信息传播和教育活动组成,旨在帮助个体或群体掌握卫生保健知识,树立健康观念,从而建立有益于健康的行为和生活方式,实现减少疾病和死亡、保护健康,提高生活质量的最终目的。在子宫颈癌三级预防工作中,健康教育必须贯穿始终。

(一) 健康教育基本目标

1. 提高大众对子宫颈癌的主要致病因素及从 HPV 感染到子宫颈癌发病过程的知晓率。

2. 提高安全性行为的保护意识,减少性传播感染的发生率。

3. 提高妇女对子宫颈癌症状和体征的识别能力。

4. 消除对 HPV 感染和子宫颈癌的无知、恐惧和羞耻感。

5. 提高妇产科医护人员子宫颈癌一级预防的基本知识

和技能。

6. 逐步提高 HPV 疫苗接种率。

(二) 健康教育服务对象

1. 青少年和适龄妇女。

2. 与子宫颈癌防控相关的专业技术人员。

3. 社区领导和社区卫生人员。

4. 政策制定者、卫生管理人员、非政府组织、社会团体和媒体人等。

(三) 健康教育核心信息

1. 子宫颈癌是一种可以预防的疾病。

2. 预防性 HPV 疫苗是安全有效的。

3. HPV 是感染人类的常见病毒之一,主要通过性行为传染。

4. 大部分子宫颈癌的发生都与高危型 HPV(HR-HPV)持续感染有关。

5. 大多数 HPV 感染无任何症状和体征,所以感染者并不知道自己已经感染,他们可以通过性行为继续将病毒传播给性伴。

6. 几乎所有男性和女性都曾感染过 HPV,但大多数的 HPV 感染不需要任何治疗,其感染会在 2 年内自然清除,不必恐慌。

7. 在少数女性中 HR-HPV 感染会持续存在并发展为癌前病变,如果不及时治疗,癌前病变可能会发展为子宫颈浸润癌,所以需要定期筛查并及时诊断和治疗子宫颈癌前病变及早期浸润癌。

8. 接种 HPV 疫苗可以预防相关型别 HR-HPV 感染引起的子宫颈癌。目前大量研究已证明预防性 HPV 疫苗是安全有效的。

9. 预防性 HPV 疫苗最好在首次性行为之前接种,效果最佳。目前我国获准使用的疫苗接种年龄范围在 9~45 岁女性,建议最佳年龄为 9~14 岁女孩。推荐于 0、1(或 2)和 6 个月分别接种 1 剂次,共接种 3 剂。二价疫苗(大肠杆菌)在 9~14 岁女性可接种 2 剂,于 0、6 个月分别接种一剂。预防性疫苗应按照说明书进行规范使用。

10. 所有接种过预防性 HPV 疫苗的女性,适龄时仍需定期接受规范的子宫颈癌筛查。

11. 子宫颈癌主要致病因素为高危型 HPV 持续感染,其他高危因素还包括:有子宫颈癌等疾病相关家族史;性生活过早;过早生育(18 周岁以前);多个性伴或性伴有多个性伴;正在接受免疫抑制剂治疗;HIV 感染;患有其他性传播疾病;吸烟、吸毒者。

(四)健康教育宣传形式

1. 新媒体如微信、微博、公众号、APP 平台等,信息趣味性强,符合公众获取信息新趋势。

2. 新闻、网络、报纸等媒体方式,适用于大规模的人群知识普及。

3. 举办知识讲座、讲堂或义诊等宣传活动。

4. 建立信息咨询服务中心或一对一沟通的方式,知识系统而全面,而且可根据个人需求进行重点讲解。

5. 发放宣传手册、张贴宣传海报等,简单易行。

以上各种方式可以联合使用,相辅相成,形成有效的沟通策略。同时通过满意度、知晓率、覆盖率等调查,评估健康教育效果。

九、健康促进

由于我国人口基数大，需要接种 HPV 疫苗的人群规模也非常庞大，在疫苗免疫接种的推广中，各个地区可能会面临政策、资金、物品、人力资源等不足的问题。所以，在子宫颈癌一级预防中应积极推进健康促进策略，在针对适龄女性 HPV 疫苗接种的健康促进中明确政府、社区、机构、家庭和个人的责任，以及对女性健康和预防子宫颈癌所获得健康益处，有效地推进政策指导、经费支持、体系建设、服务提供、教育宣传等的落实，达到提高适龄人群 HPV 疫苗接种率和接种效果以及降低宫颈癌的发病率的目的。

（一）政策支持

疫苗接种是涉及大众健康的公共卫生问题，公众健康不仅是医疗卫生部门的任务，应将公共卫生和健康促进策略纳入社会发展的大系统中，应尽快制定 HPV 疫苗的公共政策，促进符合成本效益的 HPV 疫苗策略出台和指导建议，综合协调推进疫苗的生产，提高产能，使所有适龄人群能够获得安全有效、可负担、充足的 HPV 疫苗。同时关注弱势人群如贫困、偏远农村地区、流动人口等女性群体，使他们更多地得到全社会的帮助和支持，享有公平的公共卫生和医疗服务。

（二）各部门协调与合作

公共卫生离不开社会各部门的合作和支持，应动员全社会各界力量来共同参与女性健康和公共卫生工作。HPV 疫苗接种在医疗卫生系统内部涉及各级疾病预防、妇幼保健、医疗卫生和社区卫生等机构，需要进行有效的协调与沟通。在医疗卫生系统外,还与社会各界的支持相关,包括财政的支持,教育部门参与促进学校对青少年的宣传和接种,妇联组织开展动员和传播的作用,科技、民政、共青团等部门的合作,以及各种学术团体、群众组织的参与,均可从各自的职能范围和角度支持女性健康和子宫颈癌的防控。

(三) 社区参与及服务

子宫颈癌一级预防,特别是疫苗接种是面向人群的服务,应采取以社区及人群为基础的综合服务形式,动员和宣传社区广大群众和适龄妇女及家庭成员提高预防意识,主动参与疫苗接种。由于 HPV 疫苗接种的重点人群是 9~14 岁女孩,应积极探索辖区内学校与社区服务联手合作的服务模式,在普及疫苗接种工作中充分发挥社区参与的作用极为重要。

(四) 医疗服务模式

为了更好地保护人们的健康,体现预防为主的方针,医疗卫生系统也应相应改变其服务取向,向着生物-心理-社会的医学模式转变,加强专业技术人员有关预防和疾病控制的意识,扩大医疗服务领域和方式,将疾病预防、HPV 疫苗知识传播融入到日常的医疗服务中,提高医防融合的效果。

HPV 疫苗是涉及癌症预防的疫苗,在疫苗接种服务模式上与其他疫苗有所不同。我国目前的 HPV 疫苗管理在疾病控制机构,接种服务是以社区卫生机构为主,医疗保健机构为辅,及学校或其他场所多种形式并存的状况。为了提高疫苗接种的普及率,应积极探索以服务对象为中心,提供优质、公平、适宜、便捷的服务体系,形成符合我国国情的一级预防策略和管理模式。

（五）健康教育

健康教育的一级预防的重要手段，应动员全社会和所有相关部门，运用大众传媒和其他教育传播手段，对不同 HPV 疫苗相关人群进行子宫颈癌发病、危险因素、疫苗接种效果和适宜人群等知识的传播，提高自我保健的意识和能力，自觉养成良好的健康行为，主动接受 HPV 疫苗接种，以达到健康教育和健康促进的目的。

参考文献

［1］ 李立明 . 流行病学 . 6 版 . 北京：人民卫生出版社，2008.

［2］ CDC. Ten Great Public Health Achievements—United States, 1900-1999. MMWR, 1999, 48 (12): 241-243.

［3］ ARBYN M, XU L, SIMOENS C, et al. Prophylactic vaccination against human papillomaviruses to prevent cervical cancer and its precursors. Cochrane Database Syst Rev, 2018, 5: CD009069.

［4］ HARPER DM, DEMARS LR. HPV vaccines-a review of the first decade. Gynecol Oncol, 2017, 146: 196-204.

［5］ GUPTA G, GLUECK R, PATE PR. HPV vaccines: Global perspectives. Human Vaccines & Immunotherapeutics, 2017.

［6］ CHUA KL, HJERPE A. Persistence of human papillomavirus (HPV) infections preceding cervical carcinoma. Cancer, 1996.

［7］ GOVAN VA. A novel vaccine for cervical cancer: quadrivalent human papillomavirus (types 6, 11, 16 and 18) recombinant vaccine (Gardasil). Ther Clin Risk Manag, 2008, 4 (1): 65-70.

［8］ 佚名 . 宫颈癌疫苗 cervarix 获准在澳大利亚上市 . 药学进展, 2007 (10): 476-477.

［9］ LUXEMBOURG A,MOELLER E. 9-Valent human papillpmavirus vaccine:a review of the clinical development program. Expert Rev Vaccines,2017,16 (11):1119-1139.

［10］ MARKOWITZ LE,LIU G,HARIRI S,et al. Prevalence of HPV after introduction of the vaccination program in the United States. Pediatrics,2016,137(3): e20151968.

［11］ SCHILLER JT,NARDELLI-HAEFLIGER D. Chapter 17:Second generation HPV vaccines to prevent cervical cancer. Vaccine,2006,24(Suppl 3): 147-153.

［12］ CASTLE PE,MAZA M. Prophylactic HPV vaccination:past,present,and future. Epidemiol Infect,2016,144(3):449-468.

［13］ HANCOCK G,HELLNER K,DORRELL L. Therapeutic HPV vaccines. Best Pract Res Clin Obstet Gynaecol,2018,47:59-72.

［14］ SCHELLENBACHER C,RODEN R,KIRNBAUER R. Chimeric L1-L2 Virus-Like Particles as Potential Broad-Spectrum Human Papillomavirus Vaccines. J Virol,2009,83(19):10085-10095.

［15］ ZHANG JH,FAN JY,SKWARCZYNSKI M,et al. Peptide-Based Nanovaccines in the Treatment of Cervical Cancer:A Review of Recent Advances. Int J Nanomedicine,2022,17:869-900.

［16］ TANG JM,LI MZ,ZHAO C,et al. Therapeutic DNA Vaccines against HPV-Related Malignancies: Promising Leads from Clinical Trials. Viruses,2022, 14(2):239.

［17］ ROSALES R,LOPEZ-CONTRERAS M. Regression of human papillomavirus intraepithelial lesions is induced by MVA E2 therapeutic vaccine. Hum. Gene Ther,2014,25:1035-1049.

［18］ Inovio Pharmaceutical Inc. INOVIO Announces Positive Results from REVEAL 1,a Phase 3 Pivotal

Trial Evaluating VGX-3100, Its DNAbased HPV Immunotherapy for the Treatment of High-Grade Precancerous Cervical Dysplasia Caused by HPV-16 and/or HPV-18, 2021.

[19] ZHU F, LI J, HU Y, et al. Immunogenicity and safety of the HPV-16/18 AS04-adjuvanted vaccine in healthy Chinese girls and women aged 9 to 45 years. Hum Vaccin Immunother, 2014, 10(7): 1795-1806.

[20] HU YM, GUO M, LI CG, et al. Immunogenicity noninferiority study of 2 doses and 3 doses of an Escherichia coli-produced HPV bivalent vaccine in girls vs. 3 doses in young women. Sci China Life Sci, 2020, 63(4): 582-591.

[21] QIAO YL, WU T, LI RC, et al. Efficacy, Safety, and Immunogenicity of an Escherichia coli-Produced Bivalent Human Papillomavirus Vaccine: An Interim Analysis of a Randomized Clinical Trial. J Natl Cancer Inst, 2020, 112(2): 145-153.

[22] LI R, LI Y, RADLEY D, et al. Safety and immunogenicity of a vaccine targeting human papillomavirus types 6, 11, 16 and 18: a randomized, double-blind, placebo-controlled trial in Chinese males and females. Vaccine, 2012, 30(28): 4284-4291.

[23] HUANG Z, HE J, SU J, et al. Immunogenicity and safety of the quadrivalent human papillomavirus vaccine in Chinese females aged 9 to 26 years: A phase 3, open-label, immunobridging study. Vaccine, 2021, 39(4): 760-766.

[24] LV H, WANG S, LIANG Z, et al. Immunogenicity and safety of the 9-valent human papillomavirus vaccine in Chinese females 9-45 years of age: A phase 3 open-label study. Vaccine, 2022, 40(23): 3263-3271.

[25] ZHU FC, HU SY, HONG Y, et al. Efficacy, immunogenicity, and safety of the HPV-16/18 AS04-adjuvanted vaccine in Chinese women aged 18-25

years：event-triggered analysis of a randomized controlled trial. Cancer Med，2017，6(1)：12-25.

［26］WEI L，XIE X，LIU J，et al. Efficacy of quadrivalent human papillomavirus vaccine against persistent infection and genital disease in Chinese women：A randomized，placebo-controlled trial with 78-month follow-up. Vaccine，2019，37(27)：3617-3624.

［27］JOURA EA，GIULIANO AR，IVERSEN OE，et al. A 9-valent HPV vaccine against infection and intraepithelial neoplasia in women. N Engl J Med，2015，372(8)：711-723.

［28］GARLAND SM，PITISUTTITHUM P，NGAN HYS，et al. Efficacy，Immunogenicity，and Safety of a 9-Valent Human Papillomavirus Vaccine：Subgroup Analysis of Participants From Asian Countries. J. Infect. Dis，2018，218(1)：95-108.

［29］DROLET M，BÉNARD E，PÉREZ N，et al. Population-level impact and herd effects following the introduction of human papillomavirus vaccination programmes：updated systematic review and meta-analysis. Lancet，2019，394(10197)：497-509.

［30］LEI J，PLONER A，ELFSTRÖM KM，et al. HPV Vaccination and the Risk of Invasive Cervical Cancer. N Engl J Med，2020，383(14)：1340-1348.

［31］FALCARO M，CASTAÑON A，NDLELA B，et al. The effects of the national HPV vaccination programme in England，UK，on cervical cancer and grade 3 cervical intraepithelial neoplasia incidence：a register-based observational study. Lancet，2021，398(10316)：2084-2092.

［32］ARTEMCHUK H，ERIKSSON T，POLJAK M，et al. Long-term Antibody Response to Human Papillomavirus Vaccines：Up to 12 Years of Follow-up in the Finnish Maternity Cohort. J Infect Dis，2019，219(4)：582-589.

［33］KJAER SK，NYGRD M，SUNDSTRM K，et al. Final

analysis of a 14-year long-term follow-up study of the effectiveness and immunogenicity of the quadrivalent human papillomavirus vaccine in women from four nordic countries. Eclinical Medicine,2020,23: 100401.

[34] OLSSON SE,RESTREPO JA,REINA JC,et al. Long-term immunogenicity,effectiveness,and safety of nine-valent human papillomavirus vaccine in girls and boys 9 to 15 years of age:Interim analysis after 8 years of follow-up. Papillomavirus Res,2020,10: 100203.

[35] DESCAMPS D,HARDT K,SPIESSENS B,et al. Safety of human papillomavirus (HPV)-16/18 AS04-adjuvanted vaccine for cervical cancer prevention:a pooled analysis of 11 clinical trials. Human vaccines,2009,5(5):332-340.

[36] PAAVONEN J,JENKINS D,BOSCH FX,et al. Efficacy of a prophylactic adjuvanted bivalent L1 virus-like-particle vaccine against infection with human papillomavirus types 16 and 18 in young women:an interim analysis of a phase Ⅲ double-blind,randomised controlled trial. The Lancet,2007,369(9580):2161-2170.

[37] ZHU F,CHEN W,HU Y,et al. Efficacy,immunogenicity and safety of the HPV-16/18 AS04-adjuvanted vaccine in healthy Chinese women aged 18-25 years:results from a randomized controlled trial. International Journal of Cancer,2014,135(11): 2612-2622.

[38] HU Y,HUANG SJ,CHU K,et al. Safety of an Escherichia coli-expressed bivalent human papillomavirus (types 16 and 18) L1 virus-like particle vaccine:an open-label phase I clinical trial. Human vaccines & immunotherapeutics,2014,10(2): 469-475.

[39] WU T,HU YM,LI J,et al. Immunogenicity and safety

of an E. coli-produced bivalent human papillomavirus (type 16 and 18) vaccine: A randomized controlled phase 2 clinical trial. Vaccine, 2015, 33 (32): 3940-3946.

[40] JOURA EA, LEODOLTER S, HERNANDEZ-AVILA M, et al. Efficacy of a quadrivalent prophylactic human papillomavirus (types 6, 11, 16, and 18) L1 virus-like-particle vaccine against high-grade vulval and vaginal lesions: a combined analysis of three randomised clinical trials. The Lancet, 2007, 369 (9574): 1693-1702.

[41] PEREZ G, LAZCANO-PONCE E, HERNANDEZ-AVILA M, et al. Safety, immunogenicity, and efficacy of quadrivalent human papillomavirus (types 6, 11, 16, 18) L1 virus-like-particle vaccine in Latin American women. International Journal of Cancer, 2008, 122 (6): 1311-1318.

[42] CHEN W, ZHAO Y, XIE X, et al. Safety of a quadrivalent human papillomavirus vaccine in a Phase 3, randomized, double-blind, placebo-controlled clinical trial among Chinese women during 90 months of follow-up. Vaccine, 2019, 37 (6): 889-897.

[43] MOREIRA ED, BLOCK SL, FERRIS D, et al. Safety profile of the 9-valent HPV vaccine: a combined analysis of 7 phase III clinical trials. Pediatrics, 2016, 138 (2).

[44] SHIMABUKURO TT, SU JR, MARQUEZ PL, et al. Safety of the 9-valent human papillomavirus vaccine. Pediatrics, 2019, 144 (6): e20191791.

[45] SURAGH TA, LEWIS P, ARANA J, et al. Safety of bivalent human papillomavirus vaccine in the US vaccine adverse event reporting system (VAERS), 2009-2017. Br J Clin Pharmacol, 2018, 4 (12): 2928-2932.

[46] DONAHUE JG, KIEKE BA, LEWIS EM, et al. Near real-time surveillance to assess the safety of the 9-valent human papillomavirus vaccine. Pediatrics,

2019,144(6):e20191808.

[47] GEE J,NALEWAY A,SHUI I,et al. Monitoring the safety of quadrivalent human papillomavirus vaccine: findings from the Vaccine Safety Datalink. Vaccine, 2011,29(46):8279-8284.

[48] PHILLIPS A,HICKIE M,TOTTERDELL J,et al. Adverse events following HPV vaccination:11 years of surveillance in Australia. Vaccine,2020,38(38): 6038-6046.

[49] KIM M,KIM S,SHIN,JY. Post-approval Safety Monitoring of Quadrivalent and Bivalent Human Papillomavirus Vaccines Based on Real-world Data from the Korea Adverse Events Reporting System (KAERS). Clin Drug Investig,2020,40:727-735.

[50] HU Y,PAN X,SHEN LZ,et al. Post-licensure safety monitoring of quadrivalent human papillomavirus vaccine using the national adverse event following immunization surveillance system from Zhejiang province, 2018-2020. Hum Vaccin Immunother, 2021,6:1-7.

[51] World Health Organization. Global Advisory Committee on Vaccine Safety,report of meeting held 12-13 June 2007. Wkly Epidemiol Rec,2007,82: 252-259.

[52] World Health Organization. Global Advisory Committee on Vaccine Safety,report of meeting held 17-18 December 2008. Wkly Epidemiol Rec,2009, 84:37-40.

[53] World Health Organization. Global Advisory Committee on Vaccine Safety,report of meeting held 17-18 June 2009. Wkly Epidemiol Rec,2009,84(32): 325-332.

[54] World Health Organization. Global Advisory Committee on Vaccine Safety,report of meeting held 12-13 June 2013. Wkly Epidemiol. Rec,2013,88: 301-312.

[55] World Health Organization. Global Advisory

Committee on Vaccine Safety,report of meeting held 11-12 December 2013. Wkly Epidemiol Rec,2014, 89:53-60.

[56] World Health Organization. Global Advisory Committee on Vaccine Safety,report of meeting held 2-3 December 2015. Wkly Epidemiol Rec,2016,91: 21-32.

[57] World Health Organization. Global Advisory Committee on Vaccine Safety,report of meeting held 7-8 June 2017. Wkly Epidemiol Rec,2017,92:13- 20.

[58] Denny L. International Federation of Gynecology and Obstetrics. Safety of HPV vaccination:A FIGO statement. Int J Gynaecol Obstet,2013,123(3): 187-188.

[59] Joura EA,Kyrgiou M,Bosch FX,et al. Human papillomavirus vaccination:The ESGO-EFC position paper of the European society of Gynaecologic Oncology and the European Federation for colposcopy. Eur J Cancer,2019,116:21-26.

[60] World Health Organization. Electronic Address SWI. Human papillomavirus vaccines:WHO position paper,May 2017-Recommendations. Vaccine,2017, 35(43):5753-5755.

[61] World Health Organization. Vaccine in National Immunization Program update. WHO,2020.

[62] BRUNI L,SAURA-LÁZARO A,MONTOLIU A,et al. HPV vaccination introduction worldwide and WHO and UNICEF estimates of national HPV immunization coverage 2010-2019. Prev Med,2021,144:106399.

[63] 徐小倩,由婷婷,胡尚英,等 . 全球人乳头瘤病毒疫苗接种指南制定现状的系统综述 . 中华医学杂志,2021,24:1890-1898.

[64] VERHEIJEN RHM,MAHMOOD T,DONDERS G,et al. EBCOG position statement:Gender neutral HPV vaccination for young adults. Eur J Obstet Gynecol

Reprod Biol, 2020, 246: 187-189.

［65］中华预防医学会妇女保健分会. 子宫颈癌综合防控指南. 北京: 人民卫生出版社, 2017.

［66］李浴峰, 马海燕. 健康教育与健康促进. 北京: 人民卫生出版社, 2011.

第五章

子宫颈癌的二级预防

一、二级预防主要内容和措施

二级预防的主要内容包括：对适龄有性生活女性定期进行子宫颈癌筛查；对已经接种 HPV 疫苗的女性，如果已到筛查年龄应定期进行筛查；对筛查结果异常并达到一定风险者行阴道镜检查；对确诊为子宫颈癌前病变患者及时进行规范治疗。

子宫颈癌筛查的目的是最大限度地对目标人群进行筛查，确保对筛查阳性或结果异常的人群进行有效治疗与管理，并减少女性就诊次数。筛查形式主要包括组织性筛查和机会性筛查。组织性筛查通常是有组织、有计划地通过项目的形式在国家或地方层面对适龄女性进行普遍性筛查。机会性筛查指当女性患者由于其他原因到医疗机构就诊时，医务人员在咨询中推荐进行筛查或由患者本人主动提出接受筛查。

大量研究数据表明，组织性筛查比机会性筛查能够更加有效地利用现有资源来保障最大多数的女性健康权益，提高女性的健康水平。

经子宫颈癌筛查结果异常的女性常需要接受进一步检查

以明确诊断。阴道镜指导下活检后进行的组织病理学诊断是诊断子宫颈癌或癌前病变的关键环节。癌前病变的治疗方法选择取决于病变的范围、程度和位置、医务工作者的能力等。

二、全球和中国的二级预防现状及进展

（一）全球各国筛查指南、策略现状和进展

全球各国基于不同地区的各年龄段人群负担和资源配置情况等卫生经济学考虑，制定符合国家政策的筛查方案。

1. 筛查措施 细胞学检查和HPV检测是目前各国普遍推荐的两种筛查方法。由于HPV检测技术具有客观且灵敏度与阴性预测值高等优势，越来越多的国家开始考虑推荐使用HPV检测作为子宫颈癌筛查的初筛方法，因年轻女性HPV感染后自行消退的概率大，大多数国家对30岁以下女性仍推荐使用细胞学检查。加拿大、韩国和日本等国家目前尚无充分以HPV作为筛查优势的证据力，仍推荐使用细胞学检查或HPV与细胞学联合筛查作为筛查方法。

我国指南推荐在25~29岁女性中使用细胞学筛查，在30~64岁女性采用HPV检测、HPV和细胞学联合筛查或醋酸和复方碘液染色肉眼观察（VIA/VILI）。2020年，中国首次基于大规模队列人群的子宫颈癌筛查随机对照临床研究中，结果表明采用HPV检测作为筛查手段具有较好的筛查效果与成本效益。

2. 筛查起止年龄

（1）起始筛查年龄：不同国家子宫颈癌筛查起始年龄不同，大多数国家指南推荐筛查起始年龄为25岁；韩国、日本、德国等国家建议20~21岁为起始筛查年龄；西班牙、沙特阿拉伯等国家建议在初次性生活或婚后3年开始进行筛查；

荷兰对指定年龄（30、35、40、45、50、55 或 60 岁）的女性进行筛查。

关于起始筛查年龄资料表明，30 岁前只有少量女性有子宫颈癌患病风险（20 岁为 3/10 万、25 岁为 5/10 万、30 岁为 12/10 万），而 15~29 岁发生 CIN2 和 CIN3 的风险很小，分别为 1 400/10 万和 700/10 万。WHO 建议如果无法保证对 ≥30 岁全人群进行子宫颈癌筛查，可优先选择部分年龄段（如 30~49 岁）或指定年龄进行筛查，2021 年 WHO《子宫颈癌癌前病变筛查和治疗指南（第 2 版）》推荐对 30 岁以上女性进行子宫颈癌筛查。

我国指南建议筛查起始年龄为 25~30 岁，在两癌筛查中人群筛查的起始年龄为 35 岁。

（2）终止筛查年龄：终止筛查的人群需满足既往接受充分筛查且无子宫颈癌高危因素等条件，大部分国家推荐 64~65 岁作为筛查终止年龄，部分国家选择 69、73 或 74 岁作为筛查终止年龄。我国指南建议 65 岁以上女性若过去 10 年内每 3 年一次连续 3 次细胞学检查无异常或每 5 年一次连续 2 次 HPV 检测阴性，无子宫颈上皮内瘤样病变（CIN）史，则不需要继续筛查。

3. **筛查间隔**　大多数国家针对以 HPV 检测或者 HPV 和细胞学联合筛查的策略，推荐筛查间隔为 5 年，细胞学为筛查策略的筛查间隔为 3 年，德国和日本等国家推荐筛查间隔为 2 年。部分国家针对资源有限的地区推荐女性一生中至少完成 1~3 次筛查。

4. **对特殊人群的筛查推荐**　特殊人群包括免疫缺陷人群、HPV 疫苗接种人群、妊娠女性等三类。将于本章其他筛查技术中介绍。

5. **筛查技术的进展**　新技术发展可依据技术特性依照不同地区的人群负担和资源配置情况等进行子宫颈癌检测或筛查，目前在国内临床可见的新技术包含 HPV 整合位点检测、细胞学 p16/Ki67 双染免疫组化、HPVE6E7mRNA 检测、DNA 甲基化检测、DNA 倍体检测、人工智能检测等。2021 年 WHO《子宫颈癌癌前病变筛查和治疗指南（第 2 版）》指出未来子宫颈癌指南将会涵盖 HPVE6E7mRNA 检测、DNA 甲基化检测、细胞学 p16/Ki67 双染与人工智能检测技术。

（二）中国筛查策略、现状和进展

1. **筛查策略** 子宫颈癌是严重威胁女性健康的恶性肿瘤，也是病因明确可通过筛查早期诊断和治疗的癌症。基于这一情况，2009 年卫生部、全国妇联、财政部联合发文，启动实施全国农村妇女"两癌"检查项目，免费为全国农村适龄妇女提供子宫颈癌、乳腺癌筛查服务，并将该项目列为当时国家重大公共卫生服务项目之一，筛查所需资金由中央和地方财政共同负担。随着项目开展，结合各地实际情况，国家子宫颈癌筛查项目不断调整策略流程，子宫颈癌筛查工作取得了一定成效。2019 年农村妇女"两癌"检查项目纳入国家基本公共卫生服务，标志着我国妇女子宫颈癌检查从以农村为重点的"重大专项模式"转变为以城乡广覆盖为目标的"全人群普惠"模式。

（1）筛查方法及流程：2009 年农村妇女"两癌"检查项目实施初期，卫生部制定了项目实施方案，明确子宫颈癌筛查内容包括妇科检查、子宫颈巴氏涂片检查或醋酸/碘染色检查、阴道镜检查及组织病理学检查。该方案同时指出，醋酸（碘）染色检查仅限于资源匮乏、没有开展巴氏涂片检查条件（包括设备、读片人员等）的地区使用。随着项目深入实施，各地医疗服务能力不断提升，国家层面更新技术路线，将子宫颈癌筛查内容逐步优化为妇科检查、子宫颈巴氏涂片检查或子宫颈液基细胞学检查或 HPV 检测、阴道镜检查及组织病理学检查，并更新了筛查的流程图（图 5-1，图 5-2）。

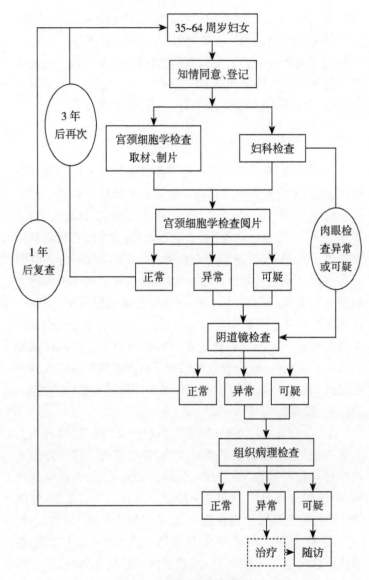

图 5-1 细胞学筛查流程图

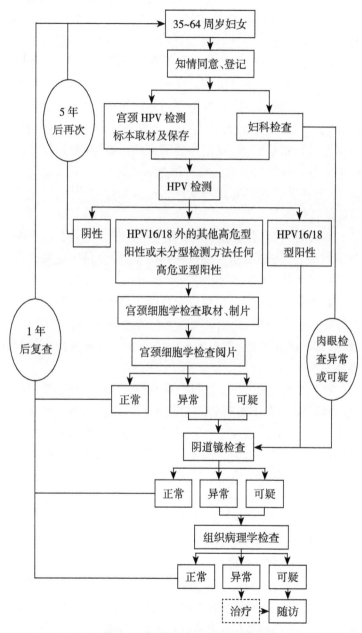

图 5-2 高危型 HPV 检测流程图

（2）筛查的组织实施：筛查前，对适龄女性进行宣教、动员，卫生健康部门联合妇联、工会等部门开展形式多样的社会宣传和健康教育，广泛宣传女性子宫颈癌防治相关政策和核心信息，提高群众对子宫颈癌防治相关知识和健康意识。同时，负责筛查的医疗机构与项目地区街道办事处、乡镇政府、妇联、工会等合作，组织有关人员对辖区内符合条件的适龄女性进行摸底调查，登记需要筛查的人数，并动员其接受检查。卫生健康行政部门获得筛查地区的总人口、适龄女性数，掌握接受子宫颈癌筛查女性占适龄女性的比例，并统筹分配筛查任务。

筛查时，大部分地区采取乡镇卫生院及其所辖村卫生室等组织动员、县级妇幼保健机构具体实施、专科医院及综合医院技术支持、地市级和省级妇幼保健机构逐级指导管理的子宫颈癌筛查模式，一定程度上保障了筛查服务的可及性。在筛查过程中，同时向接受筛查女性传播子宫颈癌防治核心信息，普及健康知识，为有需求的或检查结果异常的女性提供咨询服务。

在整个筛查过程中，参与筛查的相关医疗机构还要对子宫颈细胞学检查 TBS 报告结果为未明确意义的不典型鳞状上皮细胞（以下简称 ASC-US）及以上者、高危型 HPV 检测结果阳性者、肉眼检查异常或可疑者、阴道镜检查异常或可疑者，以及组织病理学检查结果为子宫颈高级别病变及以上者进行追踪随访，向筛查对象反馈筛查结果，督促其尽早接受进一步诊断及治疗，并及时记录相关情况。

2. **筛查工作进展及成效**　筛查的覆盖面不断扩大。十余年来，国家子宫颈癌筛查项目产生明显辐射效应，各地不断加大财政资金支持力度，逐步扩大筛查覆盖区域和人群。截至 2020 年，子宫颈癌筛查项目实施区域由最初的 221 个县（市、区）扩展到 2 616 个县（市、区），全国县（市、区）覆盖率已达 90% 以上。北京、黑龙江、江苏、浙江、福建、河南等 20 个省(区、市)已实现省内县(市、区)全覆盖。2009 至 2020 年,全国累计开展免费子宫颈癌检查 1.4 亿人次,共检出子宫颈癌及癌前病变约 33.3 万例,早诊率保持在 90% 以上,子宫颈癌及癌前病变的随访治疗率近年来保持在 95% 以上,越来越多的女性得到了早诊早治。在开展子宫颈癌筛查的同时,也促进了生殖道感染、子宫肌瘤等女性常见疾病的检出,有效维护了女性健康。

各地基层子宫颈癌筛查能力不断提高。国家卫生健康委印发子宫颈癌筛查工作规范等相关文件,完善筛查内容及流程,明确各部门职责,强化质量控制,定期组织人员培训及进修,加强学科建设,配备医疗设备,带动了基层医疗机构子宫颈癌防治相关科室的发展。

子宫颈癌防治健康教育不断强化。国家级制作子宫颈癌筛查宣传片和海报,编制印发了《子宫颈癌、乳腺癌防治知识问答手册》。各地通过主题活动、知识讲座、日常诊疗、义诊服务等多种途径,开展形式多样的社会宣传和健康教育,提高社会公众和适龄女性子宫颈癌防治相关知识知晓率,群众健康意识明显提升。评估结果显示,农村女性对子宫颈癌筛查的接受度从项目初期的不到 50% 提高到目前的 90% 以上。宣传倡导和健康教育促进了政府、社会和女性群体关注和重视子宫颈癌,形成了全社会积极防治子宫颈癌的良好氛围。

"十四五"期间,我国将持续推动女性子宫颈癌防治。进一步普及子宫颈癌防控知识,鼓励有条件地区逐步开展适龄女孩 HPV 疫苗免费接种,不断提高 HPV 疫苗接种率。不断扩大筛查实施范围,强化筛查质量。完善筛查、诊断、治疗衔接机制,提高治疗及时性与规范性。实施加速消除子宫颈癌行动计划,探索形成子宫颈癌综合防治模式。

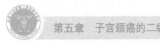

3. 北京市子宫颈癌筛查实践　在国家两癌免费筛查工作基础上,北京市政府将女性重大疾病防治项目纳入政府为民办实事内容,将服务对象扩大为全市 35~64 岁户籍女性,积极推进北京市女性两癌筛查工作。成立市区两级政府专项工作领导小组,按照分级管理原则进行任务分解,市级财政承担全市管理相关费用,区财政承担筛查费用。卫生部门承担筛查诊断治疗任务,妇联工会等部门承担宣传组织动员工作。

一是筛查机构的确定。按照就近筛查、方便群众的原则,采取双向选择方式确定 100 余家筛查诊断机构,以基层医疗卫生机构及二级医疗机构为主体开展初筛,同时由卫生行政部门指定二级及以上医疗机构承担可疑病例后续诊断。同时每区增设 2~3 家医疗机构,全年为辖区内女性提供两癌筛查和诊断服务。在全市统一筛查原则与标准基础上,各区制定适宜本地特点的筛查计划,并针对具体情况,采取灵活措施,落实筛查女性的闭环管理。

二是技术服务的保障。组织专家编写子宫颈癌筛查技术手册,规范筛查流程。开展理论实践操作全员培训,考核合格后持证上岗。组织专家制定筛查、诊断机构及各专业人员基本要求、培训考核制度,建立全市筛查、诊断机构"两癌"筛查医务人员数据库。建立骨干培养计划,实行子宫颈细胞学、检验人员免费进修。子宫颈细胞学、阴道镜等9个专业 2 000 余名专业技术及管理人员参加筛查工作。子宫颈癌筛查工作的开展,锻炼了基层医疗保健队伍,培养了业务骨干。

三是督导质控的规范。制定子宫颈癌筛查质量控制方案,明确质控内容、方法、指标、表格等,组织专家开展全程质控,质控范围覆盖全部筛查机构。市级质控结果纳入区级妇幼健康工作绩效考核。定期召开质控会议,及时发现问题提出改进意见。针对子宫颈细胞学及 HPV 检测等筛查关键环节,组织相关领域专家通过资料审核、技术评估、现场评价等环节,从机构与人员资质、工作流程、服务能力、试剂质量、服务质量和参与筛查意愿及经历等方面进行事前质控评估。每年对子宫颈细胞学制片、阅片工作、HPV 检测工作进行不定期飞行质控和全市通报。每年市卫生健康行政部门联合妇儿工委、财政、妇联、工会等部门开展督导评估,督促各级政府落实责任,促进筛查工作不断改进。

四是筛查策略的优化。依据国际最新筛查方案,进一步优化筛查方法和流程,采用液基细胞学和高危型 HPV 检测的方法筛查子宫颈癌,进一步提高疾病检出率。同时将适龄女性"两癌"筛查和长效节育户籍已婚育龄群众免费健康体检工作整合,扩大受益人群,统一检查内容,提高筛查标准。

五是信息系统的建设。制定信息上报制度,筛查个案全部录入北京市妇幼信息系统,定期形成数据分析报告,及时发现筛查技术及管理问题,提出相应整改措施,不断完善筛查工作。加强国家农村"两癌"信息管理,明确各项数据个案来源、质量及上报要求,核对上报数据的基本信息、逻辑关系、数据内涵等内容。每年初在新一轮筛查开始前反馈上一年度工作完成、数据质量、疾病检出、可疑病例追访等情况,分析存在问题。

六是筛查惠民的情况。截至 2020 年,共 300 万女性接受"两癌"免费筛查,检出子宫颈癌前病变 6 661 例、子宫颈癌 284 例,子宫颈癌早诊率为 97.7%,子宫颈癌及癌前病变的检出率为 235.1/10 万。在全国妇联"贫困母亲两癌救助专项基金"的基础上,通过争取政府资金支持、面向社会募集等方式,筹集帮扶救助资金 600 余万元,惠及千余名"两癌"贫困患者。

三、筛查技术

目前,我国子宫颈癌筛查指南中的方法学主要有细胞学检查、HPV 检测和醋酸肉眼观察(visual inspection with acetic acid, VIA)。由于科技进步亦发展了许多子宫颈癌新技术,本章节仅将 2021 年 WHO《子宫颈癌癌前病变筛查和治疗指南(第 2 版)》指出未来新技术或国内具临床证据力的技术进行整理。

(一) 细胞学

由于子宫颈癌的解剖学位置特殊,能在直视下检查;癌瘤组织代谢比正常组织高,其凝聚力较正常组织低 10 倍,异常细胞之间的亲和力比正常细胞弱,使得异常细胞易于脱落,所以通过检查子宫颈脱落细胞,发现异常细胞即可作出初步诊断。多年的实践证明细胞学筛查子宫颈癌前病变和早期子宫颈癌的价值肯定无疑,已成为子宫颈防癌普查首选的初筛工具之一。欧美等国因开展细胞学筛查,子宫颈癌的发病率和死亡率已有明显下降。

细胞学的优势为简便易行、无创等。但细胞学筛查需要建立高质量的细胞学检查系统,需要配置通风良好的实验室、专业制片设备、双目光学显微镜,培养训练有素、能熟练阅片的细胞学技术人员的培训难度较大。这是我国开展细胞学筛查的瓶颈。加之,其主观性较强,取样、制片和阅片等环节中影响因素多,细胞学筛查的灵敏度尚不尽人意。虽然子宫颈涂片细胞病理学检查可以发现大部分子宫颈浸润癌及癌前病变,但是脱落细胞的特征与活体细胞的特征不完全相同,且无组织结构,故脱落细胞涂片检查只能作为初筛,不能作为最后诊断的依据。确诊需依靠阴道镜下子宫颈活组织病理学检查。由于细胞学筛查存在着技术上的瓶颈,因此,只有在严格的质量控制下,细胞学筛查的准确性才能得到保证。在无细胞学筛查基础或基础差的地区,短时间内难以广泛推广和有效应用。

1941 年 Papanicolous 及 Traut 在子宫颈及阴道穹窿部取脱落细胞作刮片,并提出了子宫颈/阴道细胞涂片的巴氏染色及分级法。巴氏I级为正常细胞;Ⅱ级为不典型细胞,但不支持恶性病变;Ⅲ级为可疑恶性细胞;Ⅳ级为高度可疑恶性细胞;Ⅴ级为肯定恶性细胞。20 世纪 50 年代,著名的细胞学家杨大望首先将该方法引入我国。然而,巴氏分级法也有明显的不足:巴氏Ⅱ、Ⅲ、Ⅳ级之间的区别没有一个严格的客观标准,主观因素较多;对癌前病变也无明确规定,没有明确规定非癌的诊断,它已经不能反映当今对女性生殖道肿瘤的理解和认识,不能与组织病理学相对应。因此,巴氏分级已不能适应现代细胞学诊断的要求。

新的子宫颈阴道细胞学诊断标准 TBS(The bethesda system) 于 1988 年制定,后又修改完善。强调了标本质量的重要性,采用描述性诊断,其中有关鳞状上皮细胞异常包括:不典型鳞状细胞(ASC)包括意义不明的不典型鳞状细胞(ASC-US)和不除外上皮内高度病变的不典型鳞状细胞(ASC-H);鳞状上皮内病变(SIL),包括低度鳞状上皮内病变(LSIL)和高度鳞状上皮内病变(HSIL);鳞状细胞癌;有关腺细胞异常包括不典型腺细胞(AGC)、颈管原位腺癌(AIS)、腺癌。

由于子宫颈细胞学检查存在假阴性的问题。传统巴氏涂片检测检出子宫颈病变的假阴性率,综合文献报道达 5%~29.7%。造成常规巴氏涂片假阴性的主要原因包括:涂片中没有能诊断的细胞:病变细胞没有被取到;取材器上的病变细胞没有被转移到载玻片上,研究发现常规涂片有 80%

以上细胞随取材器被丢弃;涂片质量差、不均匀、过厚,过多的黏膜、血液或炎细胞遮盖了不正常细胞,影响对异常细胞的识别。因此,液基薄层细胞检测技术(liquid-based cytologic test,LBC)应运而生,该方法改变了常规涂片的制片方法,采用子宫颈刷取样,标本取出后立即放入细胞保存液中,几乎保留了取样器上所得到的全部标本,避免了常规涂片过程中标本固定不及时所造成的假象,并去除了标本中的黏液、血液的干扰,制成均匀的薄层细胞涂片,细胞结构清晰,更易于辨认,比传统涂片提高了高度和低度子宫颈上皮内病变的检出率。制片方法分为微孔膜过滤及通过离心沉淀技术 。人工检查从每张涂片上存在的5 万~300 万个细胞中挑出几十个甚或几个异常细胞,费时费力,肉眼疲劳,注意力分散,以及细胞学医师的经验不足,均可导致细胞学医师阅片中没有发现异常细胞而产生漏诊,或对细胞涂片判读错误。针对这些问题,为提高检出率细胞学自动阅片系统应运而生。综上所述,随着科学技术的不断完善和发展,越来越多的高新技术将不断应用于子宫颈病变诊断。

(二)HPV 检测

针对人群进行筛查是预防和减少子宫颈癌发病率和死亡率的主要措施。理想的筛查方法是能够最大限度地筛查出疾病,能具有客观且灵敏度与阴性预测值高等优势;也要尽可能减少对筛查人群造成的伤害,例如减少不必要的阴道镜检查、假阴性造成的漏诊、假阳性导致的过度治疗等,也就是要有较好的特异性,另外也需要易于操作,符合卫生经济学要求等条件。子宫颈癌单纯细胞学筛查的方法有其局限性和不足。细胞学结果的准确性依赖于细胞学读片人员,有一定的主观性。Stoter 等报道,对于初始诊断为细胞学正常的片子经由资深的细胞学专家复核,结果吻合率只有78%。细胞学筛查的特异性较高,可达到 90% 以上,但不同实验室细胞学筛查的敏感性不同,欧美国家的一项荟萃分析显示细胞学筛查子宫颈上皮内瘤变 2 级及以上(CIN2$^+$)的灵敏度约 53%~81%。高危型 HPV 持续感染是子宫颈癌的重要病因,绝大多数子宫颈癌患者都可以查到 HPV 感染,其中大约 70% 是 16 型和 18 型的感染。多个研究结果显示,HPV 用于子宫颈癌一线筛查,对于 CIN2$^+$ 病变的特异性达到 90% 以上,筛查的敏感性在 90% 左右。2012 年美国食品药品监督管理局(Food and Drug Administration,FDA)专家组认可并批准 HPV 用于子宫颈癌的一线筛查。2014 年开始,在我国由政府组织的农村女性免费的子宫颈癌筛查中,陆续有不同的省份把 HPV 一线筛查或者 HPV 联合细胞学筛查纳入子宫颈癌的筛查方案。

1. HPV 检测方法　HPV 是乳头瘤属的一类特异感染人皮肤和黏膜的双链闭合环状 DNA 病毒,是由 DNA 核心和蛋白衣壳组成的无包膜病毒。衣壳由主要衣壳蛋白 L1 和次要衣壳蛋白 L2 组成。HPV 目前是不能够被体外培养的,因此,针对 HPV 的检测都是针对其病毒核酸进行的,包括针对 HPV 病毒的 DNA 和 mRNA 的检测。HPV 的检测技术可以分为两大类:靶标扩增技术和信号放大技术。

(1) 靶标扩增技术

1) 通用引物聚合酶链反应法(polymerase chain reaction,PCR):该检测技术是通过设计特定引物,对不同型别的 HPV DNA 片段进行扩增,达到检测目的。该技术具有价格低廉、易于操作的特点。但不同的引物,实现的检测目的不同,检测的敏感度和特异度不同。

2) 荧光定量聚合酶链反应法(fluorescent quantitative polymerase chain reaction,FQPCR):该方法采用针对某个 HPV 型别的特异引物及探针扩增 HPV DNA 序列。这种检测方法有较高的灵敏度和特异度,既可以检测病毒载量,也可以检测 HPV 的具体型别。但该检测方法每个反应只能检测 1 种 HPV 型别,如需检测多个型别,则要在不同的反应体系中进行。2014 年通过美国 FDA 的认证 Cobas 4800 检测便属于此种方法,能同时检测 14 种高危型 HPV,可以分析其中 HPV16 和 18 的病毒载量,但其他 12 种 HPV 则不能进行具体分型。

3) 聚合酶链反应法的延伸应用:聚合酶链反应法除了可以针对 HPV DNA 进行检测,也可以针对 HPV 病毒的 mRNA 来进行,Aptima 检测方法就是针对 HPVE6/E7 的 mRNA 进行检测的,并在 2011 年获得美国 FDA 的认证。Aptima HPV 可以检出 14 种高危型 HPV(16、18、31、33、35、39、45、51、52、56、58、59、66 和 68),但不能够具体分型。该方法与 HPV DNA 检测相比具有更好的灵敏度和特异度。

聚合酶链反应法也可以先使用 HPV 通用引物进行扩增,然后再对扩增产物进行分析,来确定 HPV 的具体型别。导流杂交法(HybriMax)就是集导流杂交与基因芯片技术的优势于一体,能同时对 21 种 HPV 基因进行快速分型,且可判断多重感染。流式荧光杂交技术亦称为液相芯片技术,可以检出 13 种型别的 HPV 基因并能够同时对其具体分型判断多重感染。该检测方法为一种高通量的检测技术,速度与固相杂交相比较快,但对设备的要求较高,花费也较大。

(2) 信号放大技术:信号放大技术是指在 HPV 检测中,不扩增 HPV 的 DNA 或 RNA,而是放大与 HPV DNA 结合的化学信号,来达到检测的目的。HC2 技术是首个获得美国 FDA 认证的 HPV 检测方法,是一种采用免疫技术并通过化学发光使信号放大的检测方法,可以检测 13 种 HPV,进行定性和半定量测定,但不具体区分型别。care HPV 技术是一种快速 HPV-DNA 检测方法。主要原理为抗体结合顺磁性磁珠技术,与传统的 HPV 检测方法相比,该方法的优点在于操作简便易行,对取样人员及实验室条件要求较低,检测时间较短。Cervista 技术也是于 2009 年获得美国 FDA 批准的一种通过信号放大技术来检测 HPV 的方法。

2. HPV 检测与子宫颈癌筛查的临床应用 随着对子宫颈癌的发生发展及 HPV 的深入了解,子宫颈癌的筛查策略也在不断完善。HPV 检测在子宫颈癌筛查中的应用也越来越广泛。

(1) 单独用于子宫颈癌的一线筛查:美国癌症协会(American Cancer Society, ACS)、美国阴道镜和宫颈病理学(American Society of Colposcopy & Cervical Pathology, ASCCP)和美国临床病理学会(American Society of Clinical Pathology, ASCP)等组织均经常更新有关子宫颈癌的筛查处理指南。ACS(2002 版)指南提出细胞学检查联合 HPV 检测,频率不应该超过每 3 年 1 次,并应加强与 HPV 感染相关的宣教;ACS(2012 版)指南推荐每 5 年进行一次联合检测,以作为子宫颈癌筛查的首选策略,或单独进行 1 次细胞学检查。ASCCP(2012 版)指南建议对小于 30 岁的女性进行单独细胞学筛查,不做 HPV 检查,而对 30 岁以上女性强调细胞学和 HPV 的联合筛查。2014 年 4 月美国 FDA 批准了 HPV 用于子宫颈癌的一线筛查。2018 年,美国预防服务组织(US Preventive Services Task Force, USPSTF)根据已有的数据对筛查策略进行了利弊评估后,推荐将 HPV 单独检测用于子宫颈癌筛查中。

2020 年 7 月美国癌症协会(American Cancer Society, ACS)发布了对于普通风险人群的子宫颈癌筛查指南的更新,建议将单独 HPV 检测作为一线筛查方案,在本次更新的指南中,ACS 推荐一般女性的筛查策略,建议从 25 岁开始筛查每 5 年进行一次 HPV 检测直至 65 岁筛查终止。

2021 年 7 月,WHO 也发布了最新的《子宫颈癌癌前病变筛查和治疗指南(第 2 版)》,推荐 HPV 检测作为一般女性子宫颈癌一线筛查的首选,建议女性从 30 岁开始筛查,每间隔5~10 年采用 HPV 筛查一次。HPV 检测可以由医学专业人员采样或者女性自行采样。

我国政府主导的农村女性子宫颈癌筛查方案中,建议起始筛查年龄是 35 岁,2012 年以后,有的省份开始试行 HPV 检测作为子宫颈癌的一线筛查方案。2017 年中国优生科学协会阴道镜和子宫颈病理学分会(CSCCP)专家委员会制定的《中国子宫颈癌筛查及异常管理相关问题专家共识》中,建议女性可以从 30 岁开始,采用 HPV 检测作为子宫颈癌的一线筛查方案。

不同国家与组织推荐 HPV 检测作为子宫颈癌的一线筛查方案多个研究结果显示,HPV 一线筛查 CIN2 及以上病变的特异性和细胞学相同,均达到 90% 以上,而 HPV 作为一线筛查时约为 90% 灵敏性远高于细胞学。国内 Yanxia Zhao在 2015—2017 年间进行了一项全国性人群为基础的中国农村地区开展的癌症筛查研究,数据进行分析,包括 1 160 981名年龄 35~64 岁的女性,对比细胞学或 HPV 单项检测发现CIN2$^+$ 的结果,发现 HPV 检测可以提高 CIN2$^+$ 的检出率和检出效率。

(2) HPV 检测联合细胞学用于子宫颈癌的一线筛查:现有研究证实,高灵敏性与可重复性的 HPV 检测用于子宫颈癌的一线筛查,优于基于细胞学的筛查策略。但 HPV 检测的一线筛查策略被各国广泛接受后并作为指南推出后,特别是在我国的使用时仍须依照区域经济及医药卫生条件尚需要进一步完善。ACS(2020 版)指南包含了全新的策略指导,细胞学筛查策略作为确定合理风险的基线,HPV 检测和细胞学联合筛查具有很好的敏感性和特异性,从而减低了假阳性风险。在医院机会性筛查(门诊)时,更多医生和患者选择了

HPV 检测和细胞学联合筛查,此时,仍需要考虑该区域卫生经济学等问题。WHO、ACS、ASCCP 等组织发布的许多指南亦包含不同年龄人群在联合筛查策略的建议。

(3) HPV 检测用于细胞学 ASC-US 分流:不能明确诊断意义的非典型鳞状细胞(atypical squamous cells of undetermined significance,ASC-US)是一类描述性诊断,是指细胞的异常较反应性改变更明显,但未达到鳞状上皮内病变的程度,可能是增生活跃的良性改变,也可能是潜在恶性改变,无法由细胞形态对其进行明确分类。ASCCP 指南对 ASC-US 的处理提出 3 种方案:重复细胞学检查;立即阴道镜检查;高危型 HPV 检测。多数学者研究发现,以 HPV 检测对 ASC-US 患者进行分流时,HPV 阳性患者再进行阴道镜检查,可以降低阴道镜检查率并具有较高的宫颈病变检出率。

我国学者研究同样发现,HPV 检测用于 ASC-US 患者分流,具有较好的子宫颈高级别病变检出率,并可对 ASC-US 患者实施风险分层管理,并减少对 ASC-US 患者进行不必要的阴道镜检查。

3. **HPV 检测结果异常的处理** HPV 检测用于子宫颈癌一线筛查时,如 HPV 检测(无分型)结果阳性,需进一步细胞学检查进行分流,细胞学结果异常转诊阴道镜;如果 HPV 检测(分型)结果为 HPV16 和/或 18(HPV16/18)阳性时,转诊阴道镜,非 HPV16/18 阳性时,需进一步细胞学检查进行分流,细胞学结果异常转诊阴道镜。

4. **问题和展望** 尽管目前的研究结果显示出 HPV 检测在子宫颈癌筛查中具有重要的效益。但有一些问题还需要进一步完善,例如筛查的起始年龄问题,各个指南并未统一。HPV16 或 18 型的人群直接转诊做阴道镜,是否会增加阴道镜的转诊率、是否适合我国国情。国内尚缺乏针对子宫颈癌筛查策略的大样本多中心的随机研究,对于 HPV 感染的型别分布各个研究也不统一,除了地域有差异外,不同人群之间也有差异。还有筛查的时间间隔问题,3年或5年筛查一次,我国还没有相应的有效的研究数据。

美国FDA批准了有限几个HPV检测公司参与子宫颈癌一线筛查或者细胞学结果异常的分流,以保证HPV检测在子宫颈癌筛查中的质量,但我国HPV检测公司近百家,尚缺少系统性临床性能评价,以及实验室内、实验室间的重复性评价。

HPV检测单独用于子宫颈癌筛查已经逐步被接受和认可,随着对HPV的深入了解,分子诊断技术的不断进步,HPV检测方法与临床策略将会不断被完善,更多基于多中心的随机对照研究结果将会逐步解决目前HPV检测用于子宫颈癌筛查的有关问题,并随着HPV疫苗接种人群比例的增加,依据不同地区、人群、卫生经济条件调整或优化筛查策略,以达到理想的筛查结果,最有效地降低女性子宫颈癌的发病率。

(三) 其他筛查技术

WHO《子宫颈癌癌前病变筛查和治疗指南(第2版)》指出过去15年中宫颈癌筛查引入了乙酸目视检查(VIA)和HPV分子检测,最近,出现了更新的测试和技术:①其他分子测试,如基于HPV mRNA、癌蛋白检测或DNA甲基化检测;②对细胞学样本进行更客观的检测,如p16/Ki67双染色;③基于人工智能/机器学习平台的更高级视觉检测。

1. 宫颈细胞学 p16/Ki67 双染

(1) p16/Ki67在宫颈病变意义:p16INK4a(p16)蛋白是一种肿瘤抑制蛋白,其高表达可反映细胞的调节与增殖;Ki67是细胞增殖核抗原,能影响细胞的增殖与分化,只在有丝分裂和增殖阶段表达。生理情况下p16的过表达和Ki67的表达是相互排斥的,不会发生在同一个宫颈上皮细胞中,因此,p16/Ki67 共表达意味着 HR-HPV 诱导的细胞周期失调,检测 p16/Ki67 共表达可以作为预测 HR-HPV 细胞转化和存在的标志物。

(2) 子宫颈刮取细胞检测 p16 与 p16/Ki67 临床应用:欧洲妇科肿瘤学会(ESGO)和欧洲阴道镜联合会(EFC)对于子宫颈癌筛查的立场文件总结,p16/Ki67(免疫组化)对于 HPV 阳性女性的分流可能是另一个有用临床检测。美国 ASCCP(2019 版)指出,p16(免疫组化)阳性可支持组织学 HSIL 的诊断,然而 CIN1/p16 阳性仍不应升级为组织学 HSIL(CIN2)。中国 CSCCP 子宫颈癌筛查及异常管理相关问题专家共识:组织病理学确诊的 HSIL 中 CIN2/p16(免疫组化)阳性者参照 HSIL 管理,而 CIN2/p16(免疫组化)阴性者参照 LSIL 管理。

多项研究表明,在子宫颈脱落细胞制备玻片进行 p16 或 p16/Ki67 双染较 HPV16/18 有更佳的特异性,同时在细胞学或 HPV 检测筛查时阳性结果的分流保持高灵敏度。其临床应用如下:

1) 高危型 HPV 阳性分流:对于 HPV 阳性女性的分流,p16/Ki67 检测显示 $CIN3^+$ 的阳性率优于细胞学(12.0% *vs.* 10.3%)。在国内临床研究显示 p16 特异度显著高于细胞学检测,目前临床证据显示以 p16 或 p16/Ki67 检测在 HPV 阳性人群具风险分层效果,并且在灵敏度和特异度之间取得了更好的平衡。

2) LSIL/ASCUS 细胞学分类:p16/Ki67 比 HPV 检测具有更高的特异性和相当的敏感性,其 CIN3 的特异性为 75.2%,明显高于 HPV 检测的 40.4%。

3) 监测复发和辅助诊断:细胞学检测或细胞学和 HPV 联合检测的特异性有限,因此,p16/Ki67 双染色和 HR-HPV 检测相结合也可用于监测 CIN2$^+$ 的复发。364 名接受 CIN2/3 治疗的女性中,p16/Ki67 和 HR-HPV 联合检测的灵敏度与细胞学/HR-HPV 联合检测相似(87.2% *vs.* 89.7%),但特异性显著提高(74.2% *vs.* 58.1%),从而导致在更高的阳性预测值和更少的阴道镜检查转诊。

4) 老年萎缩子宫颈病变鉴别:细胞学在宫颈萎缩病例中检测的灵敏度较差(萎缩 17%/无萎缩 75%),而 p16 细胞学检测具有较高的敏感性(88%~100%)并减少萎缩子宫颈病变阴道镜转诊,可作为一种早期发现围绝经期或绝经期女性子宫颈癌的可行方法。

上述显示了 p16/Ki67 或 p16 未来临床可行性,更多临床应用仍需更多证据力,p16/Ki67 较细胞学提供更好的长期风险分层,p16/Ki67 阴性女性宫颈癌前病变的低风险允许将随访间隔安全延长 3 年。

p16/Ki67 或 p16 的组织学免疫组化检测已成为不同地区与国家的专家共识。然而,如何维持细胞学检测 p16/Ki67 或 p16 免疫组化结果的重复性与一致性仍具发展空间。

2. 甲基化

(1) 基因甲基化意义:在不改变 DNA 序列的前提下,甲基化转移酶作用在基因转录调控区密集排列的 CpG 岛上,将胞嘧啶(C)转化成 5′-甲基胞嘧啶(Cm),称为 DNA 甲基化,是基因表观遗传调控的形式之一,并可改变遗传结果。DNA 局部高甲基化导致抑癌基因的沉默易于肿瘤发展,并成为临床监测癌症的重要指标。

(2) 子宫颈癌与基因甲基化:研究显示,DNA 甲基化与子宫颈癌的发生密切相关,特定宿主细胞基因启动子区域的甲基化水平随着 CIN 病变发展而增加。目前,已具检测宿主基因或 HPV 病毒的单基因或联合 DNA 的甲基化证实与子宫颈癌的发生相关并具 CIN3$^+$ 高特异性临床结果,包括:*ASTN1*、

CADM1、*DLX1*、*EPB41L3*、*FAM19A4*、*JAM3*、*LMX1A*、*MAL*、*miR-124*、*NKX6-1*、*PAX1*、*PTPRR*、*RXFP3*、*SOX1*、*ZNF582*、*ZNF671* 等。

(3) DNA 甲基化临床应用：由于目前基于不同基因甲基化所进行的临床研究文献众多，因此，将具临床一致性及证据力归类其临床应用如下：

1) HR-HPV 阳性患者管理：HR-HPV 阳性常引起女性恐慌与过度治疗，DNA 甲基化检测比细胞学检查具有更佳的特异性，DNA 甲基化联合 HPV16/18 检测可以减少大约 30% 的阴道镜检查。

一项中国台湾的大型研究显示，基因甲基化的准确性和特异性优于 HPV16/18 且甲基化阳性女性的发病率明显高于阴性女性。

2) HR-HPV 阳性育龄女性的管理：基于年轻女性 CIN2 病变高消退率与国内生育政策调整，两项前瞻性长期随访研究显示 30 岁以下患 CIN2 的女性中呈现 DNA 高甲基化的患者更易进展为 CIN3 且 HR-HPV 阳性而 DNA 甲基化阴性时具更低进展风险。对育龄女性子宫颈活检病理 CIN2 且甲基化阴性以紧密随访替代立即手术，对国家提倡的生育力保护亦是可行方案。

3) LSIL/ASCUS 细胞学分类：通过使用特殊 DNA 甲基化检测技术对 HR-HPV 阳性伴细胞学 ASC-US/LSIL 的女性进行分流，可以降低约 34% 的阴道镜转诊率，同时仍能检测到所有宫颈癌及 70% 以上的 CIN3 病变。

4) 子宫颈三型转化区与腺癌患者管理：子宫颈治疗后与子宫颈萎缩（常为绝经）的女性常观察到子宫颈鳞柱交界不可见（三型转化区），在常规的细胞学筛查与阴道镜检查容易漏诊。研究显示，DNA 甲基化检测的讯号放大特性与 CIN3[+] 病变的高特异性可显著提高三型转化区女性中高级别病变检出率。

甲基化检测结果与癌变相关,现有研究已发现多种抑癌基因在子宫颈腺癌具高甲基化结果。

此外,研究显示,DNA甲基化检测联合目前临床较常用的p16/Ki67细胞双染及HPV E6/E7 mRNA检测技术同样具有较高的宫颈癌诊断作用和临床应用价值。

(4)未来愿景:目前研究表明DNA甲基化检测技术具有客观、高重复性、与讯号放大检测等特性,且具有子宫颈早癌较高特异性与精准性,是一种非常有潜力的宫颈癌筛查和分流手段。2021年世界卫生组织的《子宫颈癌癌前病变筛查和治疗指南(第2版)》亦指出正在评估DNA甲基化的证据力,作为WHO未来版本指南内容。

3. E6、E7 E6/E7 mRNA是HPV检测生物标志物,较HR-HPV可有效地评估子宫颈上皮内病变风险及发展趋势,具有临床辅助诊断价值。

(1)HPV E6/E7 mRNA癌蛋白:*E6*与*E7*基因是高危型HPV的两个致癌基因,其通过转录mRNA实现癌蛋白的表达,从而改变细胞正常代谢,使细胞周期失控而发生永生化,导致细胞发生子宫颈上皮内病变直至子宫颈癌。在HPV病毒感染早期以游离状态存在于子宫颈细胞中,细胞通常为ASCUS或LSIL状态,此时*E6*与*E7*基因处于静默期,一过性HPV感染大多处于这个阶段。当HPV持续感染时,病毒基因和人类基因发生整合,*E6*与*E7*基因被激活,利用宿主细胞大量转录mRNA,随后就开始大量表达E6、E7 mRNA产生癌蛋白,使细胞发生高级别病变的风险大增加。因此,HPV DNA检测只说明HPV感染,而E6与E7mRNA是HPV致癌基因活跃状态的指标,在高级别子宫颈病变时应具更佳的特异性。

(2)HPV E6、E7 mRNA检测意义:HPV DNA检测可提示

是致癌风险,而 HPV E6/E7mRNA 检测更关注病变与进展风险,可降低一过性 HPV 感染并提高子宫颈上皮内病变的有效检出率。HPV E6/E7 mRNA 检测联合液基细胞学,能够提高检测灵敏度,且同时具有较高的特异性和阳性预测值,使检测结果更准确。

目前,国内外临床使用结果表明,HPV E6/E7mRNA 检测,与现有 HPV DNA 检测相比,有相似的敏感性,但具有更高的特异性和阳性预测值;与细胞学检测相比,具有更高的敏感性、特异性和阳性预测值,有效提高子宫颈上皮内癌变的筛查效率。随着子宫颈上皮内病变程度的增加 E6/E7mRNA 表达水平也会逐步增加,是其更特异的风险评估指标。

(3)HPV E6、E7 mRNA 临床应用:HPVE6、E7mRNA 检测具有一定的临床应用价值:

1)子宫颈癌初筛,联合筛查、辅助细胞学阴性 HPV 阳性的分流,辅助 ASCUS、LSIL 的分流。

2)HPVE6/E7mRNA 检测对 HPV 感染的高危人群而言,可应用于子宫颈癌、癌前病变的辅助诊断,辅助子宫颈活检后人群的后续处理,提高子宫颈病变术后患者随访的针对性,准确评估子宫颈上皮内病变术后患者的复发风险,子宫颈病变的罹患风险及发展趋势。

3)HPVE6/E7mRNA 检测还可有效减少一过性 HPV 感染导致的过度诊断和过度治疗,不必要的阴道镜的转诊、漏诊和失诊。

4)帮助浓缩高危人群,提高诊断效率,减少患者经济及心理负担。因此,检测 HPV E6/E7 mRNA 相比 DNA 的方法能更加精确发现具有临床意义的,需要关注的 HPV 感染高危人群。

HPV E6/E7mRNA 检测结果阳性可提示:①高危 HPV 感

染;②高危 HPV 整合感染转录活动期。在临床诊治过程中患者子宫颈组织学诊断提示 CIN1,建议采用 HPV E6/E7 检测,检测阳性,建议缩短随访时间;E6/E7 RNA 检测阴性,建议根据医嘱随访。子宫颈组织学诊断提示 CIN2,建议采用 HPV E6/E7 检测,检测阳性,建议积极治疗;E6/E7 检测阴性,建议密切随访。

在临床上对于高危型 HPV 感染的患者的诊断或治疗方面值得注意低度病变进展的分流(病变进展或转归),术后复发风险评估(提前预知,尽早预防),对年轻女性的准确筛查等。

对于子宫颈癌的筛查,最理想的筛查策略:筛查益处最大化:发现那些有可能发展为癌症的子宫颈癌前病变;潜在风险最小化:避免对一过性 HPV 病毒感染导致的良性病变的检测和过度治疗。

4. AI子宫颈癌筛查技术 基于 AI 人工智能/机器学习平台主要分为实时性与辅助细胞学视觉检测两大类。

(1)光电探测系统(TS):Coppleson 在 1994 年提出并首先将光电探测系统侦测细胞结构和血管形成的改变所引起光和电势在组织传输中的显著变化,用于子宫颈病变的诊断。2003 年 Singer 与英国伦敦惠灵顿和维普医院等 10 个中心临床研究,检验子宫颈病变实时检测系统(Truscreen,TS)用于筛查 CIN 病变的效果,结果显示 TS 较细胞学性能更好,为数字化自动评估系统的预测价值提供了有力的证据。

北京协和医院与中国医师协会(CMDA)及 9 省 64 家教学医疗机构从 2018 年 9 月至 2021 年 6 月纳入 15 661 名 21 岁以上的女性进行多中心临床研究,对于 CIN2$^+$ 的检测中,TS 的灵敏度为 87.5% 高于 LBC(66.5%),特异性为 88.4%,高于液基薄层细胞学(86.3%;LBC) 和 HR-HPV

(78.3%)。HR-HPV 检测联合 TruScreen 的灵敏度(98.4%)高于 HR-HPV 联合 LBC(95.9%)。在 TS 作为 HR-HPV 阳性女性分流的敏感性和特异性(81.3% 与 92.6%)高于 LBC(62.4%与 89.5%)。需要关注的是,联合筛查策略中当 HPV 阴性时,TS 相对细胞学对 CIN3[+]病变的检测能力高了 31%,多种策略中最优的是先行 HPV 检测,然后对 HPV 阳性的女性使用 TS 进行分流。此方案发现 CIN3[+] 的敏感性较采用细胞学检查进行分流方案高了 23%,并能维持较高的特异度,可有效降低阴道镜的转诊率。

TS 因其多中心数据与其操作方便与快捷、人为主观因素干扰少的特点,作为子宫颈癌筛查与 HPV 分流具有重要效益(图 5-3,图 5-4)。

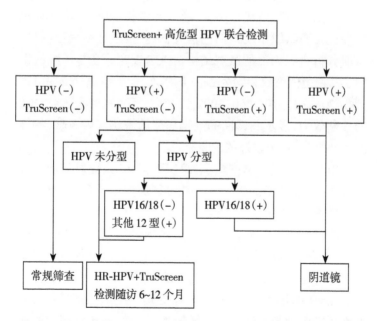

图 5-3 实时光电检测(TruScreen)联合 HR-HPV 筛查结果异常的处理

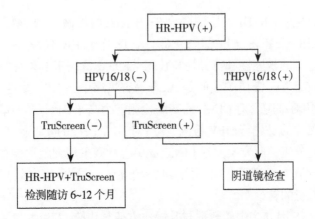

图 5-4 HPV 阳性人群的分流处理

（2）光学相干断层成像技术（OCT）：OCT 是由 Huang 等在 20 世纪 90 年代首先提出的一种非侵入性实时成像诊断技术。其原理与超声成像类似，通过光学相干原理，用计算机处理光在靶组织中反射回的信号，可获得二维横截面图像，从而分析组织内部的微观结构。OCT 成像深度与传统的组织学活检范围大致相同为 2mm 的深度，但是组织分辨率可达到 3~20m，是超声的 50~100 倍。Zeng 等采用盲法研究 OCT 的诊断效力，显示其诊断高级别病变的敏感度为 80%，特异度为 89%，显示出较好的诊断能力。

OCT 具有成像速度快、对组织无损伤、无辐射和造价低等优点，目前还不能将子宫颈低级别病变与子宫颈炎症、子宫颈黏膜外翻等疾病进行很好地区别。

（3）AI 细胞学筛查：近些年，国内外人工智能（artificial intelligence，AI）逐步参与到子宫颈癌筛查的多个环节。我国 AI 辅助子宫颈细胞病理诊断的研发工作方兴未艾。

AI 辅助阅片系统可同时批量处理、分析细胞学涂片，因此在子宫颈细胞学筛查中的优势尤为显著，有望将病理医师从繁重的重复劳动中解放出来，提高临床工作的整体效率，并提高细胞学筛查的准确率,减少地区间社会经济发展不平衡、诊断水平参差不齐等因素的影响。目前,绝大多数 AI 辅助细胞诊断系统是基于液基薄层涂片,直接对扫描数据进行分析,或者利用数字图像转换,对数字化病理图像及质量进行评估分析。如果转化为数字化病理图像,还可实现远程诊断。

AI 辅助阅片系统的研发基本上是遵循子宫颈液基细胞学 TBS 诊断要求,中华医学会病理学分会数字病理与人工智能工作委员会组织有关病理专家研讨制定了《子宫颈液基细胞学的数字病理图像采集与图像质量控制中国专家共识》。为确保数字图像采集的质量,首先,应在全视野数字图像(whole slide images,WSI)采集前对玻片情况进行抽样评估,并满足以下 4 个条件:①细胞制片满意;②细胞玻片完好或无明显破损,不影响图像完整采集;③玻片无明显褪色,细胞染色鲜亮,细胞质和核结构特征清晰;④玻片封片剂不宜过多、过少或有气泡。细胞制片的标准化和良好的质量控制,是所有分析的基础和前提。其次,扫描倍数推荐采用 400 倍。

AI 辅助子宫颈细胞学筛查与人工筛查的交互工作模式有四种:①AI 辅助"筛阳":计算机筛查全部样本并标注选择有限数量的典型病变细胞图像,给出初步分析结果,病理医生对全部样本的标注点进行复核;②AI 辅助"筛阴":计算机筛查全部样本,给出阴性或阳性的初步结果,病理医生仅对所有阳性样本进行复核;③先行人工初筛,对初筛阴性的样本 AI 辅助复筛,病理医生对复筛可疑阳性者进行复核,降低假阴性率;④先行人工初筛,对初筛不确定样本(ASC,AGC)AI 辅助复筛,病理医生复核,提高诊断的准确性。目前,比较受推崇的是前两种模式,因为筛查人群主要以阴性为主,所以,如果第二种"筛阴"模式能够把一定比例的阴性标本筛除后,将大大节约人力成本。

目前,很多 AI 辅助阅片系统产品尚在进行多中心、大样本回顾性和前瞻性的临床试验验证,初步显示具有很好的临床应用价值。但是 AI 辅助阅片真正应用于临床还面临一系列问题:首先,扫描格式的不兼容、扫描速度和产能偏低、真实细胞涂片与数字片显示的差异等,是制约 AI 辅助子宫颈细胞学筛查的瓶颈。其次,未来应用场景具有一定不确定性:承担筛查工作的基层医院比较分散、细胞制片质量参差不齐、机器利用率低、运维成本高,可能影响 AI 辅助系统的推广;如果集中于区域中心医院或第三方检测中心,则需要一系列相应的政策支持。再次,签发报告的责任与风险承担,还有待进一步论证。

总之,AI 辅助子宫颈细胞学诊断是医学科技进步的大趋势,对于国家关于子宫颈癌筛查项目的实施,降低子宫颈癌的发病率、病死率具有极其重要的意义。

(四) 特殊人群

1. **年龄小于 25 岁的女性** 在 2012 ASCCP 指南中,年龄在 21~24 岁之间的患者被视为特殊人群,在 2019 ASCCP 指南中,该组人群称为"年龄小于 25 岁的患者"。对于年轻女性 ASCCP 建议采用子宫颈脱落细胞学作为筛查的工具。2017 CSCCP《中国子宫颈癌筛查及异常管理相关问题专家共识》提出,因年轻女性是 HPV 感染的高峰年龄,建议高危型 HPV 检测用于 30 岁以上女性。因此,建议 25 岁以下女性的仅行细胞学筛查。

2. **妊娠女性** 我国的一项研究发现,就诊孕妇对子宫颈癌相关知识的知晓率为 59%,子宫颈检查率为 60.71%,子宫颈筛查率为 56.14%,说明孕期子宫颈癌筛查是不足的。妊娠被认为是特殊人群,妊娠似乎并没有改变从子宫颈癌前病变到癌症进展速度,产后大多数自行消退。妊娠期间确诊的

HSIL 对于妊娠及母儿结局并不构成威胁。子宫颈充血和其他妊娠生理变化可能会影响病变诊断的可能性。妊娠期筛查的目的在于发现子宫颈癌,建议使用针对非孕患者同等风险同等处理原则进行筛查和管理。参考 2019 ASCCP《子宫颈癌筛查异常及癌前体风险管理共识》及 2018 CSCCP《妊娠合并子宫颈癌管理专家共识》,筛查推荐如下:

筛查建议:①未规范参加子宫颈癌筛查的女性,尤其是从来没有接受过筛查的女性;②恰好需要再次进行子宫颈癌筛查的女性。在孕前检查或第一次产前检查时应进行子宫颈癌筛查。

筛查方法:①主要采用以子宫颈细胞学为主的筛查方法,在整个妊娠期行细胞学检查不会对母儿构成威胁;②或者基于年龄的细胞学和 HPV 联合筛查;③对于临床症状和体征不能除外子宫颈癌者,应直接转诊阴道镜或直接活检,根据病理学结果确诊。

3. **免疫功能低下患者** 由于 HIV 阳性个体中低级别上皮细胞异常患者中 CIN 3^+ 的风险较高,年龄小于 21 岁的性行为活跃的 HIV 感染患者可能会发展为癌前病变。对于无 HIV 感染的免疫力低下人群,子宫颈癌筛查和异常结果管理建议使用针对 HIV 感染者制定的指南,具体的筛查策略参考《全球和中国的二级预防现状和进展》章节。

4. **子宫切除术后的患者管理** 接受子宫切除术治疗组织学 HSIL 的患者,发生高级别阴道上皮内瘤变的风险增加。在子宫切除术后基于 HPV 检测诊断组织学 HSIL 的敏感性似乎优于仅做细胞学检查者。建议因子宫颈病变行子宫切除术治疗的患者应连续进行 3 次基于 HPV 的年度检查,随后的长期监测需要以 HPV 为基础的检测,间隔 3 年,持续 25 年。在过去 25 年内未曾诊断为 CIN 2^+ 或已完成 25 年监测期的子宫切除患者,通常不建议进行筛查,但如果进

行了检查,应根据已发布的建议处理异常的阴道筛查测试
结果。

5. 年龄大于 65 岁的女性　大约 20% 的子宫颈癌发生
在 65 岁以上的患者中,对 65 岁以上的患者进行筛查与子宫
颈癌随后发生的风险较低有关。65 岁以上的女性如果不满
足充分筛查终止条件,或者本人希望继续进行子宫颈癌筛查
者,可行 HPV 检查、联合检查或细胞学检查。在有限的时间(3
周)内使用阴道雌激素以获取足够的样本,以提高筛查的准
确性。

四、阴道镜应用

子宫颈癌前期病变的早期诊断和治疗是子宫颈癌二级
预防的关键。目前我们普遍遵循的子宫颈癌防治的三阶梯
原则(子宫颈癌筛查-阴道镜检查-组织病理学诊断)可以早
期发现子宫颈癌前期病变,并通过及时的诊断和相应的治疗
阻断子宫颈癌的发生。阴道镜技术在其中起到了重要的桥
梁作用。阴道镜技术在子宫颈及下生殖道癌前期病变诊断、
治疗、随访中发挥重要作用。

(一)阴道镜的应用

阴道镜检查的作用包括三方面:首先,是阴道镜的诊断
作用。阴道镜是利用充分的照明和放大设备对子宫颈(尤其
是转化区)、阴道、外阴、肛周部位的上皮和血管进行可视化、
辨识,并评估下生殖道及肛周区域是否存在癌前期病变或浸
润癌,同时在阴道镜指引下获取异常上皮的活检标本进行组
织病理学诊断。其次,阴道镜检查在病变的治疗中起到一定
的决策作用。第三,阴道镜检查还是病变治疗后随访与管理
的重要方法。

阴道镜检查的指征:①异常或不确定的子宫颈癌筛查结果;②临床症状或体征或其他检查提示可疑浸润癌(如原因不明的下生殖道异常出血或接触性出血、阴道分泌物异常、妇科检查发现异常体征等);③既往下生殖道癌前期病变或浸润癌治疗后的随访。

阴道镜检查的禁忌证:阴道镜检查没有绝对的禁忌证。急性下生殖道感染可能影响阴道镜检查的准确性,如果有条件可于治疗感染后再行阴道镜检查。

阴道镜检查前的准备:①在进行阴道镜检查前应指导患者48小时内避免性生活,避免应用阴道内用品、药物或阴道冲洗。对绝经后女性及上皮呈萎缩性改变的女性,如果没有应用雌激素的禁忌证,可以于检查前2~3周阴道局部应用雌激素以改善阴道镜检查质量。②全面收集以下几方面的病史,包括:年龄、首次性生活的年龄、性伴数量、婚育史、末次月经时间、如果是妊娠期女性需推算孕龄、避孕方法、吸烟史。还应了解既往是否有生殖道炎性疾病史、性传播疾病史(尤其是HPV感染史)、既往有无癌前病变或恶性肿瘤,以及治疗情况。详细询问有无异常的症状,如阴道出血或性交后出血、异常的阴道排液等。了解是否有肿瘤家族史,是否合并免疫抑制性疾病或引起免疫抑制状态的相关因素。了解是否接种HPV疫苗。③向患者详细阴道镜检查的目的、方法和过程,同时签署阴道镜检查、可能需要子宫颈活组织检查及子宫颈管取样的知情同意书。④准备好阴道镜检查所需的设备、化学试剂、器械及相关物品。⑤如需要行有创性检查,如活检、子宫颈管搔刮术(ECC)、诊断性切除术等,需提前筛查乙肝、丙肝、梅毒、艾滋病等传染病,避免造成医源性传染。

阴道镜检查步骤:应严格遵循规范,尽可能全面、客观地做出评估,应按以下程序进行:①外阴及肛周的视诊;②子宫颈、阴道的视诊;③识别子宫颈转化区,以及鳞-柱状交界,确定阴道镜检查是否充分;④识别和评估病变的位置、大小、范围、程度;⑤在阴道镜指引下于可疑病变部位行活检或 ECC(妊娠女性除外);⑥采用 2011 年 IFCPC 阴道镜术语描述阴道镜所见,完成标准化的阴道镜报告;⑦结合病史、筛查结果、阴道镜所见、子宫颈活组织病理结果综合评估,为患者安排适当的治疗计划。

阴道镜对子宫颈病变治疗的决策作用体现在通过阴道镜检查,可以充分评估病变的范围和程度,如:病变是局限的还是大面积的、是否存在子宫颈管内病变、是否累及阴道壁,在此基础上结合患者的年龄、生育要求、筛查结果、病理诊断等综合考虑,为患者制订合适的相对个性化的治疗方案。子宫颈的切除性治疗是处理子宫颈病变,尤其是子宫颈高度病变的常用方法。但是,切除性治疗会增加患者未来妊娠期发生流产、早产、胎膜早破等产科并发症的风险。阴道镜指引下实施子宫颈切除性手术可以通过判别转化区类型、病变范围进行精准性切除,在达到完整切除病变的同时,尽可能降低子宫颈的创伤。

阴道镜对病变治疗后的随访作用体现在子宫颈病变或浸润癌在治疗后仍存在复发风险,或是因治疗不足而出现病变持续或残留,或是出现下生殖道其他部位病变,因此,阴道镜检查是患者治疗后的随访管理中的重要部分。

阴道镜检查的准确性:影响阴道镜检查准确性的因素是多方面的。包括:患者的年龄及激素水平;子宫颈癌筛查结果;病变的范围;病变的组织学类型;阴道镜检查的充分性;阴道镜医生的经验及操作的规范性;活检的数量等。

阴道镜检查的质量控制:质量控制好的阴道镜检查应该具有较高的阴性预测值。为此需要在阴道镜专业人员、设备、环境、操作等方面进行管理。近年来，国内相关的专业协会已发布了多项阴道镜检查质量控制的规范。

（二）特殊人群的阴道镜检查

1. 妊娠期的阴道镜检查

（1）妊娠期阴道镜检查的指征：与非妊娠期基本一致，包括子宫颈癌筛查结果异常，不明原因的非产科因素的阴道出血或者性交后出血，裸眼发现子宫颈肿物或子宫颈外观异常，盆腔检查异常，影像学检查提示子宫颈异常。

（2）妊娠期阴道镜检查的目的：排除子宫颈浸润癌。

（3）妊娠期阴道镜检查：与非妊娠期女性的阴道镜检查相同，但是由于妊娠期子宫颈生理性变化增加了阴道镜检查的难度，因此需要由经验丰富的阴道镜医生实施。检查前需要向被检查者告知妊娠期行阴道镜检查是安全的。虽然妊娠期任何阶段都可以行阴道镜检查，但是最好选择早期、中期妊娠进行评估，因为早中期妊娠时子宫颈转化区可见性更好，阴道壁的影响较晚期妊娠也小。大多数妊娠期子宫颈病变的特征与非妊娠期相似，鉴于妊娠期特有的生理性变化，也要注意避免评估不足或评估过度。与非妊娠期不同的是妊娠期子宫颈活检的目的是排除浸润癌。因此，除非怀疑子宫颈 HSIL 或浸润癌，否则不必做活检。活检前需要与患者及家属充分沟通，告知活检的必要性以及相关风险。尽管妊娠期的活检比较安全，但仍需要有经验的阴道镜医生施行并做好充足准备，最好在具备缝合、静脉输液以及胎儿监测条件的手术室进行。对于子宫颈点活检，不建议行随机活检，应限制活检数量，仅选取阴道镜下最典型、最异常的病变部位进行精准取样。妊娠期禁止子宫颈管搔刮术（ECC）及子宫内膜活检。子宫颈诊断性锥切仅限于怀疑浸润癌时方可施行。不建议妊娠期行治疗性锥切。经阴道镜检查或必要的组织学诊断之后,需要给予患者综合性评估建议。如果排除了HSIL,可以推迟到产后复查随访。如果高度怀疑或确诊HSIL,建议每12周进行一次阴道镜与细胞学或HPV(根据年龄)评估。如果怀疑病变恶化或有浸润,建议重复活检。妊娠期诊断为AIS,最好转诊到肿瘤专业医师,但由有经验的阴道专业医师进行监测或评估也是可以接受的。如果确诊为子宫颈浸润癌,需要按照妊娠期合并子宫颈癌进行相应管理。

2. 免疫抑制状态女性的阴道镜检查

(1) 免疫抑制状态女性包括:免疫缺陷性疾病(HIV)、免疫系统炎症性疾病(SID)及免疫抑制治疗者、器官移植术后免疫抑制治疗者。

(2) 免疫抑制状态女性阴道镜检查指征:任何年龄的免疫抑制状态女性,如果:①单独细胞学筛查结果为ASC-US,推荐6~12个月复查细胞学,若复查细胞学≥ASC-US建议阴道镜检查。②单独细胞学筛查结果≥LSIL(包括LSIL、ASC-H、HSIL、SCC、AGC、AIS、ACC),无论HPV状态如何,建议阴道镜检查。③单独HPV筛查,初次检测或后续检测为HPV 16或HPV 18阳性,建议阴道镜检查。④联合筛查,如细胞学正常,但HPV阳性应在1年内复查细胞学及HPV;若复查细胞学异常或HPV检测呈阳性,建议阴道镜检查。⑤联合筛查,如细胞学正常但HPV16或HPV18阳性,建议阴道镜检查。⑥联合筛查,如细胞学≥ASC-US且HPV阳性推荐阴道镜检查。⑦其他指征与普通人群相同。

(3) 免疫抑制状态女性的阴道镜检查:与普通女性的阴道镜检查方法相同。由于这类患者是下生殖道多部位病变或癌变的高危人群,因此,应该注意进行全面、充分的阴道镜评估和准确的活检。此外,在病变的治疗和随访的过程中也要更多的依赖阴道镜检查的指引作用。

3. 我国阴道镜检技术面临的问题与挑战 我国政府高度重视女性的生殖健康,在 20 世纪 50 年代引入了子宫颈细胞病理学和阴道镜技术并开展了大规模的子宫颈癌普查普治,但是限于设备、技术、医疗资源等诸多问题,阴道镜技术真正得到广泛的推广应用是在 20 世纪 90 年代。2000 年 6 月,中华医学会妇产科学分会在北京举办了首次子宫颈病变诊治研讨会,并引入美国阴道镜与子宫颈病理协会(ASCCP)的阴道镜培训课程。2002 年 11 月召开了中华医学会妇产科学分会第一次全国子宫颈病变学术大会,会议确立了子宫颈癌诊治的三阶梯程序,并初步提出了子宫颈病变规范化诊治策略。2015 年成立了中国优生科学协会阴道镜和子宫颈病理学分会(CSCCP),并于 2016 年正式加入 IFCPC。2018 年中国医师协会妇产科医师协会成立了阴道镜及子宫颈病变专业委员会(CCNC)。结合中国的国情,各个专业协会在不同层面推出了一系列相关的专业指南、专家共识、技术操作规范或培训教材,如《中国子宫颈癌筛查及异常管理相关问题专家共识(2017 年)》《子宫颈癌综合防控指南(2017 年)》及《阴道镜应用的中国专家共识(2020 年)》等,同时开展了广泛的阴道镜技术规范化培训。

随着计算机领域的发展,电子阴道镜、光电一体阴道镜、互联网远程阴道镜的应用使阴道镜应用更加简便、易于操作,且设备便宜,促进了阴道镜的普及。但是,带来的问题也是不容忽视的。由于不严格遵循阴道镜转诊指征可造成过度检查或过度治疗,从而产生一系列潜在的风险。阴道镜专业人员水平参差不齐使得阴道镜评估质量差,造成假阴性率高、漏诊高级别病变或浸润癌。针对这些问题,在国家各级政府以及相关部门的支持下,各个专业协会已经在全国各地开展了多层次的阴道镜质量控制与管理工作,包括建设阴道镜培训基地、对阴道镜专业人员开展培训和资格考试、对阴

道镜专业门诊或中心进行质控考核。通过近年的努力,我国
阴道镜专业人员的素质和阴道镜质量已得到普遍的提高。
由于我国地域广阔,医疗资源分布不均,提高国内整体的阴
道镜技术水平尚任重道远。

(三) AI 阴道镜

传统阴道镜检查主要依赖于阴道镜医生的专业知识和
主观经验,加之阴道镜检查专业人员缺乏,而需要筛查的人
数剧增,HPV 疫苗的普遍接种、宫颈病变隐匿,HSIL+ 漏诊现
象不容忽视。因此,不同领域的学者结合本土特点,利用人
工智能(AI)技术强大的特征提取能力,在传统阴道镜检查图
像的基础上,通过不同的计算机深度学习(DL)算法,最常用
的是卷积神经网络算法(CNN),经过训练、调整、验证等环节
构建和验证设计的 AI 模型可靠性。

美国国立癌症研究院在哥斯达黎加瓜纳卡斯特,开展了
一项为期 7 年基于人群的纵向队列研究,采用 Faster R-CNN
模型,对前瞻性流行病学研究期间拍摄的 9 406 名女性宫颈
幻灯图像数字化处理后进行自动识别,该算法识别子宫颈
癌前病变及子宫颈癌的受试者工作特征(ROC)曲线下面积
(AUC)为 0.91,显著好于传统细胞学、HPV 检查、单纯宫颈图
像分析及第一代基于神经网络的细胞学分析。日本学者开
发的 AI 分类器和妇科肿瘤学家的 HSIL 诊断准确度分别为
0.941 和 0.843,结合 HPV 分型和病理结果特征的 AI 阴道镜
诊断 HSIL 的敏感性为 95.6%。

中国医学科学院和北京协和医学院江宇及赵方辉两个
团队合作,从中国 6 家医院获得 19 435 名患者的匿名数字记
录,开发和验证了阴道镜人工智能辅助诊断系统(CAIADS),
CAIADS 分级的阴道镜印象与病理结果之间的一致性高于阴
道镜医师解释的阴道镜检查结果(82.2% 对比 65.9%)。对于

检测高级别鳞状上皮内病变或更严重,CAIADS 的敏感性高于阴道镜医师在任一活检阈值水平解释的阴道镜检查的灵敏度,并在预测活检部位方面也表现出卓越的能力。山东大学齐鲁医院张友忠团队发现结合临床特征的 ResNet 模型比单独的 ResNet 表现更好,在正常对照和 LSIL+ 的分类中,模型的诊断性能与高级阴道镜医师相当,并且表现出比初级阴道镜医师更强的诊断性能。复旦大学附属妇产科医院李燕云等人,通过识别该院阴道镜图像中的上皮与血管特征,构建 HSIL 单分类模型和三分类(LSIL、HSIL、癌)Faster-RCNN 模型,该模型的诊断效能与经 IFCPC 术语培训的 5~10 年工作经验的阴道镜专科医师水平相当。

总之,中国学者开发的 AI 阴道镜模型具有明显的诊断优势,但仍需要从法律、伦理、专家共识指南等更高的管理层面,规范 AI 阴道镜准入和临床工作的开展。

五、子宫颈鳞状上皮内病变的诊治

(一)筛查结果异常

包括细胞学、高危型和低危型 HPV,及其他筛查结果异常导致的 CIN 1、CIN2、CIN3 级别病变的流行病学。

中国女性中,CIN2$^+$HPV 阳性女性有 71.4% 归因于 HPV16/18 感染,有 24.1% 归因于 HPV33/52/58 感染;69.1% 的子宫颈浸润癌归因于 HPV 16/18 感染。子宫颈鳞癌中,HPV 16(76.7%)和 HPV 18(7.8%)感染最常见,其次是 HPV 31(3.2%)、HPV 52(2.2%)、HPV 58(2.2%)和 HPV 33(1.0%);子宫颈腺癌中 HPV 16 和 HPV 18 的感染率分别为 35.1% 和 30.6%。

全球女性中,CIN2$^+$ 患者为 HPV16(45.1%)、HPV 52(11.0%)、HPV 31(10.4%)、HPV 58(8.1%)、HPV 33(7.3%);子宫

颈癌患者中则依次是 HPV16（55.2%）、HPV 18（14.2%）、HPV 45（5.0%）、HPV 33（4.2%）、HPV 58（3.9%）。子宫颈癌患者中 HPV 16 感染率为 55.2%，HPV 18 感染率为 14.2%，其他型别按感染率排序依次为 HPV 45、HPV 33、HPV 58、HPV 31、HPV 52、HPV 35、HPV 39、HPV 59。此外，HPV 16 的感染率，鳞癌（61.7%）高于腺癌（50.0%）；而 HPV 18、HPV 45 的感染率，腺癌（32.3%、11.9%）高于鳞癌（8.3%、5.4%）。

（二）LSIL/CIN1 的诊断

子宫颈 LSIL 除了包含 CIN 1 之外，还包括扁平湿疣和仅有挖空细胞而不伴细胞不典型性的病变，目前主流学术观点并不推荐在实际工作中进行如此细分，而直接笼统诊断为 LSIL，以反映其共同的生物学本质。

CIN 1 以位于鳞状上皮下 1/3 的基底/副基底样细胞不典型增生为特征，核分裂可较活跃，但通常没有病理性核分裂。尽管上 2/3 层的细胞胞浆增多，失去副基底/基底样细胞形态，其细胞核的持续增大仍可导致核浆比轻度升高，这些细胞核同样可显示深染、核膜不规则，也可呈双核或多核。需要特别注意的是，这些核可以出现一定的不典型性，甚至可以出现在 LSIL 上皮层的最顶端，只要仍保留有显著的胞浆成分，则仍不足以支持 HSIL 的诊断。表层细胞常可见挖空细胞——在核周具有界限清楚地晕状空泡——形状不规则、界限清晰、边缘增厚，可借此与富于糖原和反应性假空晕的细胞核进行鉴别。挖空细胞通常在上皮上 1/3 层最明显，也可向深部延续。

LSIL 需和具有类似形态的病变进行鉴别。首先，反应性或炎性的良性鳞状上皮可类似 LSIL。此时，p16 免疫组化并不能提供帮助，因为许多 LSIL 是阴性的，而直接 HPV 检测（如 HPV RNA 原位杂交）可提供有价值信息。其次，HSIL，特别是 CIN 2,有时与 LSIL(CIN 1)难以区分,特别是在斜切面或上皮部分剥脱的病例中,此时不同病理医师、甚至相关专家之间的诊断一致性都差强人意。此时,p16 免疫组化染色可以提供有力帮助,特别是在年轻女性(<30 岁),如缺乏团块型 p16 染色,则可确认为 LSIL。

(三) LSIL/CIN1 的管理与随访

1. HPV 阳性/细胞学 NILM、HPV 阳性/细胞学 ASC-US 和 LSIL 的组织学 LSIL/CIN1 的处理　细胞学或组织学低级别病变者,推荐随访观察。如果阴道镜检查充分,子宫颈转化区为 1 型或 2 型,不建议实施治疗,可密切观察,6~12 个月后复查细胞学及 HPV 检测,任何一项检查异常,予以阴道镜检查,并按照相应组织学结果进行后续管理。若连续两次随访结果正常,转为常规筛查。如果阴道镜检查不满意,子宫颈转化区为 3 型,建议行子宫颈管搔刮术。如子宫颈管取样阴性或 LSIL,可密切观察;如阴道镜拟诊高级别病变或子宫颈管取样发现 HSIL 或者未分级 SIL,建议诊断性切除。

2. 细胞学结果为 ASC-H 或 HSIL 的组织学 LSIL/CIN1 的处理　细胞学 ASC-H 或 HSIL,但组织学未诊断为 CIN2$^+$,可接受细胞学、组织学和阴道镜检查的复核。如果复核后修正,需参照更改后的诊断进行管理。细胞学 HSIL 但活检结果≤LSIL(CIN1),诊断性切除术或 1 年后基于 HPV 检测和阴道镜检查都是可接受的,但后者须满足鳞柱交界、病灶的上界完全可见,子宫颈管内取样的组织学结果 <CIN2。对于选择观察者,若 1 年后的所有检查均为阴性,则在第 2 年重复基于 HPV 的检测。1 年和 2 年的所有检查均为阴性,则推荐 3 年后进行基于 HPV 的检测,并进入长期筛查随访。若观察过程中任何一项检查异常,推荐重复阴道镜检查。如果 1 年

或 2 年细胞学检查仍为 HSIL 则推荐诊断性切除术,连续 2 年的细胞学为 ASC-H 则推荐诊断性切除术。

3. 持续至少 2 年的组织学 LSIL(CIN1)的管理 对于 ≥25 岁、持续至少 2 年的组织学诊断 LSIL(CIN1),优先选择观察,可接受治疗。如果选择治疗,阴道镜检查鳞柱交界和所有病灶完全可见时,无论是切除或消融治疗都是可接受的。

4. 年轻女性的组织学 LSIL(CIN1)处理 年龄 <25 岁的年轻女性,无论既往细胞学结果如何,这些女性的 LSIL/CIN1,均不建议治疗。若既往细胞学检查为 ASC-US 或 LSIL,建议间隔 12 个月重复细胞学检查,不推荐采用 HPV 检测进行随访。对于第一次随访(第 12 个月)结果为 ASC-H 或 HSIL 的女性,建议阴道镜检查。对于第 24 个月的结果仍然是 ASCUS 或者更严重者,也推荐进行阴道镜检查。连续 2 次细胞学检查结果为阴性,可转为常规筛查。若这些年轻女性既往细胞学检查为 ASC-H 或 HSIL 者,只要阴道镜检查满意且子宫颈管评估为阴性,建议每隔 6 个月采用阴道镜及细胞学检查观察,为期 24 个月。如果随访中确认阴道镜下高级别病变,或细胞学 HSIL 持续 1 年,建议子宫颈活检。如果细胞学 HSIL 持续 1 年,而又未能确诊组织学 HSIL,建议诊断性切除。如果随访中组织学确诊 HSIL,处理应遵循年轻女性的 HSIL 处理指南。当阴道镜检查不满意,或子宫颈取样确诊 HSIL 或者未分级 SIL,建议诊断性切除。

5. 妊娠期女性 LSIL 处理 组织学诊断为 LSIL 的妊娠女性,经满意的阴道镜检查排除子宫颈浸润癌后,不建议给予任何治疗。产后 6 周随诊,若无 SIL,转为常规筛查,若发现异常,按相关异常进行处理。

(四) HSIL/CIN2、CIN3 的诊断

子宫颈 HSIL 包括 CIN 2 和 CIN 3,之前使用的子宫颈原位鳞癌这个术语现在已不被推荐使用,而包含在 CIN 3 中。CIN 2 显示不典型增生的鳞状细胞由底层扩展至上皮层的下 2/3,细胞核明显异常(核增大、深染,染色质增粗,核膜不规则),核浆比升高,核分裂分布范围扩大,增生鳞状细胞的胞浆通常较 LSIL 少,但顶层细胞的胞浆仍明显。CIN 3 显示不典型增生细胞占据上皮全层,顶层细胞相比底层细胞并不显示成熟分化。CIN 2 和 CIN 3 都可以出现病理性核分裂,可散在上皮全层(包括最顶层)。当不典型增生细胞局限于上皮下 1/3 范围以内,但出现具有重度异型性的细胞团或病理性核分裂时,则不能当做 LSIL,而应该诊断为 HSIL。明显和/或大的核仁在 HSIL 中并不常见,当出现时需仔细鉴别取样不佳的鳞癌或炎性反应性病变。

除普通型 HSIL 之外,还有薄层 HSIL、角化型 HSIL、多形性 HSIL 及乳头状 HSIL 等变异型。薄层 HSIL 的细胞层数常 <10 层。角化型 HSIL 多位于子宫颈外口,表层为异常角化层,常具有典型角化不良细胞(明显异型性,常有多形性的细胞核),但没有 LSIL 伴有的挖空细胞改变。乳头状 HSIL 常呈纤细、稍钝的乳头状结构,乳头表面被覆明显异型性的鳞状细胞。只有当全面取材病变并除外间质浸润后才可诊断乳头状 HSIL。而诊断乳头状鳞癌则需要外生性的生长方式足以提示外生型,而当间质浸润不明确时则需要病变大到临床查体肉眼可见的程度。

CIN 2 和 CIN 3 的区分也常具有挑战性,不少 CIN 2 病例经专家复核后改判为 CIN 3。由于在有生育需求的女性中,CIN 2 和 CIN 3 的处理措施会有不同,因而需要病理医师尽力明确区分。另一个诊断难题是 HSIL 同萎缩或不成熟化生性

上皮的区分。这类良性改变可以非常类似 HSIL,反之亦然。此时 p16 染色可以提供帮助。HSIL 的 p16 染色几乎都呈团块型(弥漫而强的染色),当不具有团块型 p16 染色时,则基本可以除外 HSIL 的诊断。需要引起注意的是,实际上并不低比例的 LSIL 也可以呈现团块型 p16 染色,因而推荐不要过度使用 p16 染色,诊断应以 HE 形态为基准。最后需要鉴别 HSIL 与鳞癌。当 HSIL 呈膨胀性累及腺体隐窝,伴或不伴有坏死/角化时,需要进一步评估(如深切等)除外鳞癌。当出现反向成熟时,需要考虑为鳞癌。

(五) HSIL/CIN2、CIN3 的管理与随访

1. **HSIL/CIN2、CIN3 的管理**   组织学诊断的 HSIL(CIN2 和 CIN3),推荐治疗。治疗前需进行阴道镜评估,确定转化区类型和病变范围,从而制定手术方案。治疗手段包括子宫颈切除性治疗和消融治疗。对治疗后子宫颈管组织进行搔刮帮助进一步判断子宫颈管切缘状态。

HSIL 首选切除性治疗,包括环形电切术(LEEP 或 LLETZ)、冷刀锥切术(CKC)、激光锥切术、针状电极锥切术等。全子宫切除术不应作为子宫颈 HSIL 的首选治疗方法。除了特定的临床试验外,对于 HSIL,采用外用制剂或治疗性疫苗等试剂治疗也是不可取的。切除范围包括病变在内的子宫颈外口、鳞柱交接部及子宫颈管内组织,其优势是可以保留标本进行组织学评价,明确病变的切缘状况。子宫颈锥切术有以下方法:①LEEP:也称子宫颈转化区大环切除术(large loop excision of the transformation zone,LLETZ)。优点是可在门诊实施、局部麻醉、操作简便、安全、并发症少,目前已成为应用最广泛的子宫颈锥切方法。缺点主要为标本边缘的热损伤可能会影响组织学诊断。②CKC:优点在于可提供原始状态的标本,切缘无电热灼伤,不影响病理诊断。缺点是需

要住院、麻醉、手术时间较长;术后出血较多、子宫颈可有狭窄、粘连和机能不全等并发症。③激光锥切术和针状电极锥切术:国内均很少使用。

(1) 子宫颈切除性治疗:切除子宫颈转化区,并进一步明确组织病理学诊断和临床分期。Ⅰ型转化区:行完整的转化区切除(Ⅰ型切除),建议切除深度 7~10mm;Ⅱ型转化区:在切除转化区的同时切除小部分的子宫颈管组织(Ⅱ型切除),切除深度为 10~15mm;Ⅲ型转化区:即Ⅲ型切除,因转化区不能全部显示,无法确定病变组织向子宫颈管内延伸的高度,故切除子宫颈管组织的深度应达 15~25mm。

切缘阳性与病灶残留:锥切切缘阳性指切缘为 HSIL,包括子宫颈外切缘、颈管切缘和纤维间质切缘。无论切缘状态,均推荐 6 个月后行基于 HPV 的检测。超过 25 岁不考虑治疗对未来生育影响时,CIN2$^+$ 切缘阳性或锥切时行 ECC 阳性,再次锥切或者观察均可接受。

子宫颈外切缘阳性术后 3~6 个月持续 HSIL 率为 4.7%,子宫颈内切缘(颈管切缘和纤维间质)术后 3~6 个月持续 HSIL 率为 9.7%~13.2%,无论切缘状态,术后 6 个月大多数子宫颈外切缘阳性持续 HSIL 显著低于内切缘阳性,与术中患者往往对病变子宫颈外口残留 HSIL 病灶边界补切和电灼相关,而内切缘阳性提示患者子宫颈管内病变深,术后存在子宫颈管残留病变风险提高。

(2) 子宫颈消融术:组织学 HSIL 治疗时首选切除性治疗,可接受消融性治疗。包括激光术、冷冻术、电灼术。也可尝试光动力治疗等新的治疗技术。消融治疗不建议使用的情况:①病变向颈管内延伸;②当病变覆盖超过 75% 的子宫颈外表面,病变范围超出正在使用的冷冻头治疗范围时;③鳞柱交界不完全可见,或病变上边界不完全可见;④颈管 CIN2$^+$ 或不能分级的 CIN;⑤有 CIN2$^+$ 的治疗史;⑥活检检查不充分;

⑦可疑子宫颈癌。

2. 子宫颈 HSIL 的随访 子宫颈 HSIL 治疗后患者建议采用细胞学联合 HPV 检测的方法随诊 25 年。经过质量控制的术后病理诊断若切缘存在 HSIL 病变，建议术后 4~6 个月复查并阴道镜评估。若切缘阴性建议术后 6 个月的细胞学联合 HPV 检测复查，若未发现病变持续存在迹象，建议 12 个月再次重复检查，连续 3 次检查未见异常者，可每 3 年复查。如复查过程中发现异常，按流程进行管理。如随访过程中发现组织学确诊为 CIN 2、CIN 2/3 或 CIN3 的病变，建议行重复性切除术，不能再次重复性切除者可考虑行全子宫切除术。

高级别组织学或高级别细胞学治疗后随访至少 25 年，即使超过 65 岁。如果高级别组织学或细胞学治疗史患者年龄超过 65 岁，在初始密切随访检查完成后，可以接受间隔 3 年的随访检查只要患者健康状况良好。如果患者预期寿命有限，推荐停止筛查。推荐根据组织学或细胞学最高级别的异常进行处理。

（六）特殊人群 SIL/CIN 的管理与随访

特殊人群包括年龄小于 25 岁、妊娠、免疫抑制、全子宫切除术后和年龄大于 65 岁女性。

1. 年龄小于 25 岁女性

（1）年龄小于 25 岁女性细胞学 LSIL 的组织学 LSIL/CIN1：如果阴道镜检查结果低于 CIN2（即≤CIN1），1 年时复查细胞学并根据结果处理。

（2）年龄小于 25 岁细胞学 ASC-H 和 HSIL 组织学 LSIL/CIN1：年龄小于 25 岁细胞学 ASC-H 和 HSIL 组织学小于 CIN2 患者，当同时满足：①鳞柱交界完全可见；②所有病变完全可见；③颈管取样 <CIN2；④组织学/细胞学复核结果不

变这些条件时,推荐观察,不推荐诊断性锥切。如果鳞柱交界不完全可见或所有病变不完全可见时,推荐诊断性锥切。推荐患者 1 年和 2 年随访检查时采用阴道镜和细胞学检查。如果高级别细胞学异常(HSIL、ASC-H)而组织学无 HSIL 持续 2 年,推荐诊断性锥切(孕妇除外)。

(3) 年龄小于 25 岁组织学高级别(CIN2 或 CIN3):年龄小于 25 岁 CIN3 患者,推荐治疗,不接受观察。年龄小于 25 岁 CIN2 患者,首选观察,可接受治疗。年龄小于 25 岁组织学高级别(未区分 CIN2 与 CIN3)患者,观察或治疗均可接受。观察包括间隔 6 个月的阴道镜和细胞学检查。如果在 6 个月和 12 个月检查时组织学和细胞学均为低级别及以下证据时,下次随访检查改为 1 年时。如果 CIN2 或组织学高级别未区分 CIN2 与 CIN3 时持续 2 年,推荐治疗。鳞柱交界或病变不完全可见时推荐锥切。

2. 妊娠期患者 推荐妊娠期患者遵循相同的随访检查和阴道镜检查。禁止对妊娠期患者行颈管搔刮、内膜活检,以及未经活检证实的治疗。仅当细胞学、阴道镜或组织学怀疑癌症时推荐诊断性锥切或再次活检。如果妊娠期第一次阴道镜检查诊断组织学 HSIL(CIN2 或 CIN3),首选每 12~24 周的阴道镜检查和细胞学/HPV 检测,但可以接受推迟阴道镜检查至产后。当怀疑浸润或病变加重时推荐再次活检。不推荐组织学 HSIL(CIN2 或 CIN3)妊娠期治疗。

推荐产后 4 周后阴道镜检查。如果产后阴道镜检查发现病变,锥切治疗或全面诊断性评估(细胞学、HPV 和活检)均可接受。当阴道镜检查未发现病变时,推荐全面诊断性评估;不推荐加速治疗。

3. 免疫抑制患者 免疫抑制患者包括 HIV 阳性、实体器官移植、异体造血干细胞抑制及系统性红斑狼疮、炎性肠病、类风湿疾病目前需要免疫抑制治疗者。无 HIV 的免疫抑制人群遵循 HIV 患者指南：第一次性生活开始时 1 年内开始筛查并持续一生：每年一次持续 3 年，然后每 3 年一次（单独细胞学筛查）直到 30 岁，30 岁后继续每 3 年细胞学筛查或联合筛查。

任何年龄的免疫抑制患者，HPV 阳性且细胞学≥ASCUS推荐阴道镜检查。如果 ASCUS 未行 HPV 检测，推荐 6~12个月时复查细胞学，若细胞学≥ASCUS 行阴道镜检查。若复查细胞学≥ASCUS 或 HPV 阳性，推荐阴道镜检查。无论 HPV 结果，所有细胞学≥LSIL（包括 LSIL、ASC-H、AGC、AIS和 HSIL），推荐阴道镜。尽管子宫颈治疗失败率较高，应处理高级别 CIN。CIN1 首选随访，因为这些患者子宫颈可能存在HPV 的持续感染，治疗效果差。

4. 全子宫切除术后患者　诊断组织学或细胞学高级别病变后，患者可能因与子宫颈异常相关或不相关的原因行全子宫切除。如果因治疗行全子宫切除术，在长期随访检查前，患者应当连续 3 年每年行基于 HPV 的检测。组织学高级别（CIN2 或 CIN3）或者 AIS 治疗后长期随访检查为每 3 年一次基于 HPV 的检查，持续 25 年，无论患者是否行全子宫切除。对于已行全子宫切除但既往 25 年内无CIN2[+] 诊断或已经完成 25 年的长期随访检查的患者，一般不推荐筛查。如果已行筛查，异常阴道筛查结果应转诊阴道镜。

5. 既往病史异常的 65 岁以上患者的处理　如果 65 岁以上患者行 HPV 检查、联合检查或细胞学检查，推荐按照25~65 岁患者指南处理。对于异常筛查结果或癌前病变治疗史，推荐随访检查，如果患者健康状态良好可以进行检查。推荐预期寿命有限的患者终止检查。

六、子宫颈腺上皮病变的诊治

(一) 概述

子宫颈腺上皮内病变与鳞状上皮内病变有着相似的发病机制。不同于针对鳞状上皮内病变的子宫颈上皮内瘤变(cervical intraepithelial neoplasia,CIN)三级分类,子宫颈腺上皮内病变在病理可区分为高级别子宫颈腺上皮内瘤变(high-grade cervical glandular intraepithelial neoplasia,HG-CGIN)和低级别子宫颈腺上皮内瘤变(low-grade cervical glandular intraepithelial neoplasia,LG-CGIN),也称子宫颈内膜腺发育不良(endocervical glandular dysplasia,EGD)。高级别子宫颈腺上皮内瘤变又称子宫颈原位腺癌(adenocarcinoma in situ,AIS),病理诊断一致性高。2014 年 WHO 女性生殖系统肿瘤分类明确 AIS 是子宫颈腺癌的唯一前驱病变,如果不治疗,具有进展为侵袭性腺癌的高风险。LG-CGIN 病理诊断一致性低,并非腺癌的癌前病变范畴,但对于病理检查中形态不典型的 AIS(如腺上皮细胞具有一定的异型性但又达不到 AIS 的标准),如果 p16 蛋白呈弥漫性阳性、Ki-67 高表达且 ER、PR 表达阴性,则临床上等同 AIS 管理。

美国的研究,AIS 发病率约为 6.6/10 万,临床诊断的平均年龄是 35~37 岁,与早期浸润性腺癌的平均间隔为 10~15 年,至少为 5 年。

1. **定义和组织病理学** AIS 的组织学表现为原有的子宫颈管内膜黏液性腺体结构保存,但腺上皮细胞表现为恶性细胞的特征,即细胞核复层或假复层,细胞核增大、深染,出现单个或多个核仁,核分裂活跃,细胞质黏液减少。根据细胞形态的不同,AIS 分为多个组织亚型,但以子宫颈内膜型最常见,其次为肠型。其他亚型如复层黏液上皮内病变型(stratified mucin-producing intraepithelial lesion,SMILE)、子宫内膜样型和透明细胞型,胃型 AIS 少见或罕见。

子宫颈储备细胞具有双向分化潜能,可转化为鳞状细胞或腺细胞,因此,一个区域内可同时存在鳞状细胞化生、鳞状上皮内病变(squamous intraepithelial lesions,SIL)、鳞癌和 AIS 及腺癌等,在 AIS 中混合鳞状上皮病变的"混合性病变"发生率为46%~72%。AIS 较高级别 SIL(high-grade SIL,HSIL)少见,比例约为 1∶(26~237)。

AIS 病变多发生于子宫颈的转化区,85% 是单中心病变,6.5%~15% 可出现"跳跃"病变(间隔至少 2mm 的正常黏膜)呈多灶性。AIS 可位于腺体的表面,也可隐匿于腺体隐窝深处,约 60% 的 AIS 表面被覆成熟或化生的鳞状上皮或病变的鳞状上皮。隐匿性病变的存在影响了细胞学及阴道镜对 AIS 的检出,并导致约 50% 的 AIS 是在对 HSIL 或浸润性鳞状上皮病变进行活检或手术时被意外发现,同时超过 5%HSIL 因行子宫颈切除性手术可发现同时存在 AIS。

2. **危险因素**　WHO 女性生殖器官肿瘤分类(第 5 版)提出 AIS 的发生与高危 HPV 相关性的概念,>90%AIS 是 HPV16、HPV18 或两者持续感染的结果,HPV18 与 38%~50% 的 AIS 发生相关。非高危 HPV 相关 AIS,如胃型 AIS 和非典型小叶状子宫颈管腺体增生。包括免疫抑制(免疫抑制剂、人类免疫缺陷病毒感染)和吸烟可额外增加 AIS 发生的风险。研究期服用避孕药可使 AIS 的发生风险升高。

(二)子宫颈腺上皮病变的诊断

子宫颈腺上皮癌前病变较少见,且由于诊断重复性等原因,在病理诊断中诊断为腺癌(adenocarcinoma in situ,AIS),学者称为高级别子宫颈腺上皮内瘤变(high-grade cervical glandular intraepithelial neoplasia,HG-CGIN)。

AIS 中肿瘤性腺上皮细胞原位取代原有子宫颈内膜及子宫颈腺体上皮细胞,因而可保留原有腺体小叶状结构。肿瘤性腺上皮常呈假复层柱状排列,胞浆内黏膜相对减少。假复层排列的细胞核深染,常可见位于顶层的核分裂("漂浮"核分裂)及基底部的核碎裂。最常见的是寻常型/子宫颈内膜型AIS,细胞核增大、呈梭形、深染,染色质增粗、不规则,偶尔可见明显核仁。核分裂和凋亡小体常见。AIS 可以出现肠化(可见杯状细胞)或子宫内膜样特征(核小而致密,黏膜/顶部胞浆很少)。罕见情况下,可以出现神经内分泌和潘氏细胞。子宫颈内膜腺体出现肠化,几乎全部为癌前病变或癌,并且此时细胞核的恶性特征可以很细微,需引起注意。

复层产黏膜的上皮内病变(stratified mucin-producing intraepithelial lesion,SMILE)是 AIS 的一个特殊变异型,含黏膜的肿瘤性细胞呈复层排列,全层细胞因含黏膜而胞浆透明,呈不连续泡状。细胞核深染,具有不典型性,常可见核分裂和凋亡小体。

肿瘤性腺上皮显示 Ki-67 增殖指数升高,ER 和 PR(更特异)免疫表达缺失。大部分 AIS 的 p16 免疫组化染色呈弥漫强阳性(HPV 相关性 AIS),少见情况下 p16 染色可阴性(非HPV 相关性 AIS、胃型 AIS)。

(三) 子宫颈癌筛查与 AIS 检出

几乎所有的 AIS 病变都是无症状的,因此可以在子宫颈癌筛查中确诊。

1. **子宫颈细胞学**　子宫颈脱落细胞学检查是筛查 SIL 和鳞癌的主要手段。尽管改进了目前子宫颈细胞刷取样,以取到子宫颈管较深的部位及腺体隐窝处的脱落细胞。同时液基细胞学(liquid-based cytology,LBC)的制片优势也客观提高了判读异常腺细胞的敏感度,但细胞学筛查检出 AIS 敏感性低仅为 38%~50%。其原因主要归咎于 AIS 隐匿性导致的取样失败和对所取细胞判读的误判。细胞学检查报告发现腺细胞与鳞状细胞异常的比例是 0.02：1,客观造成阅片者对异常腺细胞不熟悉,特别是当混有鳞状上皮病变时,大片的鳞状上皮病变的细胞存在,也使得阅片往往会满足于发现异常鳞状细胞而忽略腺细胞病变存在。在不同实验室、不同观察者之间,评判腺细胞异常的可重复性很差。因此,任何程度的细胞异型性都可预示存在 AIS。

2. 高危型 HPV 检测　在细胞学检查中加入高危型 HPV 检测,提高了对 AIS 检出。高危型 HPV 检测 AIS 的敏感度可达到 80%~88%。

(四) 阴道镜检查与 AIS 的特征

隐匿性病变的存在及 AIS 位于子宫颈管内,使得阴道镜下无法发现 AIS,而 AIS 的图像特征,85% 类似于不成熟的化生,且累及范围较小仅少部分表现为单一独立的致密醋白上皮,这也是造成阴道镜下漏检的重要原因。对于阴道镜医师来说,阴道镜下对 AIS 的检出同样是个挑战。

(五) AIS 的诊断流程与管理

对子宫颈癌筛查结果的风险评估并实施分流,阴道镜检查时,对所有潜在病变部位(即使在视觉上被解释为鳞状上皮化生或低级别病变)需进行多点活检。

1. 推荐

(1) 细胞学非典型腺细胞(AGC)与 AIS 相关,应通过阴道镜检查、ECC,必要时子宫内膜活检进行评估。

(2) 无论阴道镜检查结果如何,在 HPV18 检测结果为阳性的情况下,可以接受 ECC。

（3）细胞学 AIS、AGCFN 和持续的 AGCNOS，阴道镜检查阴性和/或 ECC 阴性，推荐在阴道镜指导下进行诊断性子宫颈切除手术。

2. **保守治疗** 约 15%AIS 与浸润性腺癌共存，子宫颈取样（活检、ECC）不能满足诊断要求，AIS 的诊断应建立在子宫颈诊断性切除性手术（diagnostic excisional procedure）切缘阴性或全子宫切除组织的基础上。子宫颈切除性手术的选择应综合考虑患者的年龄、阴道镜下转化区类型、生育需求及保留生育功能后的有效随访要求等，对有生育需求者，应避免切除更大的子宫颈组织，切除的深度至少 10mm，而对于不担心对未来生育功能有影响者，切除的深度可达 18~20mm。没有证据表明使用手术技术可能会影响结果，子宫颈环形电切术（loop electrosurgical excision procedure，LEEP）与冷刀锥切（cold knife conization，CKC）在治疗后随访期间的病变残留与复发没有显著差异。而 CKC 后胎膜早破、早产、低出生体重儿及远期的子宫颈管狭窄明显高于 LEEP 组。与 CKC 相比，LEEP 还具有可避免全身麻醉、在门诊治疗、手术时间短、出血量少、术后纱布填塞率及切口感染率低等优点。对阴道镜活检 AIS 的子宫颈切除性手术，重点关注切除标本的完整和边缘的可读性，避免分块切除。对阴道镜活检 AIS 的子宫颈切除性手术，重点关注切除标本的完整和边缘的可读性，避免分块切除（AIS 与浸润性腺癌共存高于 HSIL 与鳞癌共存，完整的组织有助于对癌的充分正确评价）。

子宫颈切除组织的边缘状态是病变残留、复发及进展的预测因素。切缘阳性与 49.3%~52.8% 的 AIS 残留、5.2%~5.9% 的浸润癌相关。然而，切缘阴性只有有限的阴性预测价值，AIS 残留占 16.5%~20.3%，检出浸润癌占 0.6%~0.7%（<1%）。复发风险在切缘阳性与阴性分别是 19% 和 2.6%。切缘阳性

患者均建议再次行子宫颈的切除手术。由于患有 AIS 的女性通常处于生育年龄,对于希望保留生育功能并能坚持随访者,可以接受保守的管理方法。

3. **子宫颈切除性手术后的随访**　保守治疗后随访是及时发现 AIS 及更严重病变的保证,子宫颈细胞学检查和高危型 HPV 检测联合 ECC(子宫颈狭窄时,可避免联合筛查阴性结果的不准确性)依然是最有效的监测手段,高危型 HPV 阳性是疾病复发和进展的有效预测因子。

推荐术后每 6 个月联合筛查 +ECC 至少持续 3 年,然后每年 1 次,至少持续 2 年,对于连续 5 年的联合筛查 +ECC 为阴性者,可接受每 3 年 1 次的监测,至少需持续 25 年或直至子宫切除。保守治疗完成生育后,对于在监测期间 HPV 检测结果一直为阴性的患者,可以接受子宫切除术或持续监测;在监测期间 HPV 检测结果呈阳性的患者,分娩后优先选择子宫切除。

4. **子宫切除的治疗**　对于不希望保留生育功能的 AIS,诊断性切除性手术切缘阴性,优先选择筋膜外全子宫切除术。在多次切除手术后仍不能达到阴性切缘者,可以接受改良根治性子宫切除术或单纯子宫切除术,不建议保留生育功能的管理。

(六) 结语

相对于 HSIL,AIS 并非常见,但流行病学数据显示,被诊断的子宫颈腺癌的数量有所增加。AIS 的病理特性决定了临床医生面临着筛查、诊断和治疗所带来的挑战。对任何子宫颈细胞学异常和高危型 HPV 阳性的评估可避免漏筛,阴道镜下的取样是初步诊断,子宫颈切除性手术可以治疗病变,并对所提供组织进行分析,为个性化 AIS 管理提供依据。对于不希望保留生育功能的 AIS 患者,子宫切除术是标准的最终治疗方法。接受保守治疗的女性需要长期随访。

七、二级预防中无创干预新技术

1. 子宫颈病变干预新技术 当发生子宫颈癌前病变时，应进行有效的治疗和随访。当前 CIN 的治疗方法可分为消融术（冷冻疗法、激光消融、热凝与光动力）或切除手术，其中局部治疗新技术可能应用治疗 HPV 或 CIN，包括免疫调节剂、抗增殖药、抗病毒药、激素和草药/替代疗法，以口服与局部干预法为主。

（1）免疫调节剂：咪喹莫特在 TLR7 受体处起作用，以刺激先天免疫系统并增加细胞因子干扰素 α、白介素 6（IL-6）和肿瘤坏死因子 α（TNF-α）的产生。

（2）抗增殖药：局部 5-氟尿嘧啶（5-FU）能阻止细胞制造和修复 DNA，是治疗 CIN 的有效药物之一。

（3）抗病毒药：干扰素（IFN）是糖蛋白家族，是抵抗病毒感染的天然身体防御系统，在抵抗肿瘤和调节免疫力方面发挥着重要作用。西多福韦已被多项研究显示可掺入病毒 DNA 中并优先抑制 DNA，有效治疗 HPV 诱导的上皮细胞增殖的不同临床表现。生物活性因子 REBACIN，是抑制 E6、E7 癌基因的表达的一种分子靶向抗 HPV 生物制剂，为清除 HPV 持续感染提供了新的无创临床干预手段。

（4）激素和草药/替代疗法：包括 β-葡聚糖、姜黄素、类维生素 A、三氯乙酸、乳酸杆菌等，也在不同地区提供了新的无创临床干预手段。

此外，一些人工基因组编辑技术目前处于开发阶段，如锌指核酸酶（ZFNs）、Tal 效应核酸酶（TALENS）和 RNA 引导的工程核酸酶（RGENs 或 CRISPR/Cas9），被用于切割 HPV 的特定 DNA 序列，从而阻断 HPV 的整合，也是未来可期待的新技术。

2. 子宫颈癌前病变的治疗进展　除了光动力技术用于子宫颈低级别病变的治疗比较成熟外,HPV 治疗性疫苗也是近几年研究的热点,如靶向 HPV16/18 的 E6 和 E7 蛋白的 DNA 疫苗,重组牛痘增强和 PD-1 抗体相结合的免疫治疗,以控制 HPV16/18 相关的肿瘤,已经在动物实验中取得了有效证据。一些治疗性 DNA 疫苗,如 VGX3100,已进入临床试验阶段。

八、健康教育

子宫颈癌的二级预防是指对适龄女性进行定期筛查,特别是加强对无症状、有患子宫颈癌风险的女性进行筛查,并对筛查出的子宫颈癌前病变等进行规范诊疗。从 HPV 感染到发生子宫颈癌前病变、子宫颈癌需要 5~10 年,甚至更长的时间,目前尚缺乏有效治疗 HPV 感染的方法,但只要坚持定期接受筛查,就可以在可能病变时及时进行诊断治疗,阻断病情向子宫颈浸润癌发展。

(一) 健康教育基本目标

1. 提高适龄女性(尤其是 25~64 岁)子宫颈癌筛查覆盖率。

2. 提高子宫颈癌筛查结果异常/阳性女性的随访率和确诊率。

3. 提高子宫颈癌筛查早诊率。

(二) 健康教育服务对象

1. 适龄女性。

2. 与子宫颈癌防控相关的专业技术人员。

3. 社区领导和社区卫生人员。

4. 政策制定者、卫生管理人员、非政府组织、社会团体和媒体人等。

（三）健康教育核心信息

1. 所有 25~64 岁有性生活史的女性都需要定期进行子宫颈癌筛查。

2. 子宫颈癌筛查方法简单、快速且无明显不良反应。目前推荐的筛查方法包括子宫颈细胞学、HPV 检测等。

3.《子宫颈癌综合防控指南》建议：<25 岁不筛查；25~64 岁采用细胞学筛查者，若结果阴性者每 3 年重复筛查；30~64 岁女性，若行 HPV 检测阴性者，每 3~5 年重复筛查；30~64 岁女性，若行 HPV 和细胞学联合检测均阴性，每 5 年重复筛查；≥65 岁者，若过去 10 年筛查结果阴性，无 CIN 病史者，可以终止筛查。

4. 有下列高危因素的女性，可能需要缩短筛查间隔时间。如免疫缺陷病毒（HIV）感染女性、免疫缺陷女性（例如接受实体器官移植者）、子宫己烯雌酚暴露女性和既往因子宫颈高度病变和/或癌治疗过的女性、既往筛查可疑异常者。

5. 有性行为的 HIV 感染者，无论年龄大小，建议自性生活开始后 1 年内进行筛查，对于年龄小于 30 岁，每 12 个月行细胞学检查，如果连续 3 次细胞学结果正常，可以延长至每 3 年一次；对于年龄≥30 岁者，可选择每 3 年一次的细胞学联合 HPV 检测或每 12 个月一次的细胞学筛查。

6. 识别子宫颈癌的症状和体征：①大部分癌前病变和早期子宫颈癌可能没有任何症状和体征，接受定期筛查是唯一能早期检出病变的方法。②子宫颈癌的症状包括：性交后出血、阴道分泌物异常、阴道流血、绝经后出血等。一旦出现这些症状,应立即就医。

7. 筛查前需要注意以下几点:①筛查在非月经期进行,最好是在月经结束3~7天内做,以避免血液、黏液的干扰,保证取到尽量多的子宫颈脱落细胞;②在筛查前两天不要有性生活,以免男性精液导致误诊;③在筛查前一天不要冲洗阴道,更不能使用阴道用药,以免影响子宫颈脱落细胞的取材;④取材前先不做妇科内诊,要等取完子宫颈脱落细胞后再做妇科检查;⑤若患有妇科炎症,一般先治疗急性炎症后再进行筛查。

8. 子宫颈癌筛查结果异常并不意味着已患有子宫颈癌,所有筛查结果异常/阳性的女性都应进一步就诊,必要时行阴道镜检查和诊断。

9. 一旦诊断子宫颈癌前病变,应进行规范管理(治疗或定期复查)及长期随访,可最大限度减少子宫颈浸润癌的发病率及死亡率。治疗方案的选择原则应根据患者年龄、生育要求、病变的组织病理学类型、阴道镜下转化区类型、患者的随诊条件,以及治疗者的经验等决定,应遵循个性化的原则。

10. 子宫颈癌前病变治疗后可能出现病变持续存在、复发或进展的风险,应按时到医院接受长期规范随访。

(四)健康教育宣传形式

详见第四章子宫颈癌的一级预防中健康教育相关内容。

九、健康促进

组织性开展子宫颈癌人群筛查,早期发现、早期诊断、早期治疗癌前病变及早期子宫颈癌是子宫颈癌二级预防的重要手段。我国女性人口众多,各地区发展不平衡,基层医疗资源有限,大众健康知识普及不够,使得子宫颈癌筛查覆盖率、筛查质量、筛查效果均存在较大问题。子宫颈癌筛查也要动员社会力量,通过健康促进策略,获得综合防控政策和环境的支持、社会倡导、多部门合作、服务技能提高及女性参与,促使女性自身和家人更好地掌握健康技能,改变不良行为方式,及时获得公平、可及的筛查服务和医疗资源。

(一) 政策支持

子宫颈癌防控是女性健康的重要内容之一,已经纳入多项国内外全球政策和国家规划之中。WHO 2020 发布"加速消除子宫颈癌全球战略"提出在 2030 年达到"90%—70%—90%"的战略目标,即 15 岁以下女性 HPV 疫苗接种率达到 90% 以上,70% 女性在 35 岁前和 45 岁前分别接受高效能的子宫颈癌筛查,及确诊为子宫颈癌或癌前病变的女性接受规范的治疗和管理率达到 90% 以上。几十年来,我国政府出台一系列政策,将子宫颈癌筛查纳入公共卫生策略之中。2009年国家启动了农村女性子宫颈癌、乳腺癌(两癌)检查项目,免费为农村 35~64 岁女性提供"两癌"筛查服务,2019 年女性"两癌"筛查项目又纳入了基本公共卫生服务项目,对于筛查覆盖率进一步扩大到更广泛的女性人群起到积极的促进作用。经过多年的项目推进,初步建立分工协作、上下联动的防治和筛查网络,促进了基层相关能力建设,子宫颈癌防治能力进一步得到了提升。

(二) 各部门协调与合作

促进女性健康是社会各界共同的责任和义务。在长期的子宫颈癌防控中已经形成了多部门合作机制,国家子宫颈癌筛查项目即为卫生系统联合全国妇联、财政部共同发文和启动,工会、民政、教育、宣传、科技等多部门积极参与。在子宫颈癌筛查动员与管理上也需要社会动员、多部门参与,配合医疗保健筛查、随访、诊治全链条服务体系,促进女性获得公平、及时、高质量的服务。

(三) 社区参与及服务

子宫颈癌筛查以群体性筛查为主,符合以预防保健为主、以人群为服务对象的社区参与特性。目前各级医疗保健机构在子宫颈癌防控中承担着大量的子宫颈癌筛查、子宫颈癌癌前病变及子宫颈癌诊治以及相关的组织管理工作,由于各地区特别是基层的医务人员数量和能力不足,在女性人群组织管理、健康教育与咨询等活动开展的不够充分,适龄女性关于子宫颈癌防治知识、主动筛查和随访治疗的意识薄弱,使得子宫颈癌筛查覆盖率和随访率极为不足。因此,社区参与,社会动员,利用社区各种资源开展宣传子宫颈癌防控知识,组织人群接受筛查,协助追踪随访等服务,对于充分协调资源,提高服务效果尤为重要,以达到提高子宫颈癌筛查覆盖率和服务质量的目的。

(四) 医疗服务体系

子宫颈癌筛查是一项系统工程,我国女性人群子宫颈癌筛查以组织性筛查为主,配以机会性筛查。筛查的组织管理是以妇幼保健系统为主体,基层医疗保健机构提供基本初筛服务,进一步诊治由医疗机构作为技术支撑。为满足庞大适龄女性人群的筛查数量,应完善子宫颈癌防控体系建设,创新筛查服务模式,采取适宜技术,因地制宜地开展筛查与管理。子宫颈癌筛查工作涉及组织女性、初筛、对筛查异常女性的随访复查、进一步诊断治疗、追踪管理等过程,需要妇幼保健、基层卫生、医疗机构共同配合,有序衔接。

应建立健全筛查管理制度,明确筛查技术与服务流程,开展相关业务培训,做好相关数据收集、汇总、上报及分析与利用,注重机构间信息沟通与共享,不断提高筛查质量和筛查效率。

(五) 健康教育

针对女性人群健康意识薄弱、筛查参与度不高的状况,积极开展多种形式的健康教育极为重要。动员全社会和相关部门,运用大众传媒和其他教育传播手段,对适龄女性人群进行子宫颈癌发病、危险因素、疫苗接种、筛查效果和异常随访等知识的传播,提高女性自我保健的意识和能力,避免不良行为,主动接受定期筛查及相关管理服务,以达到促进女性健康的目的。

参考文献

[1] DIAZ M, MORIÑA D, RODRÍGUEZ-SALÉS V, et al. Moving towards an organized cervical cancer screening: costs and impact. European Journal of Public Health, 2018, 28 (6): 1132-1138.

[2] SALO H, NIEMINEN P, KILPI T, et al. Divergent coverage, frequency and costs of organised and opportunistic Pap testing in Finland. International Journal of Cancer, 2014, 135 (1): 204-213.

[3] DICKINSON J, TSAKONAS E, CONNER GORBER S, et al. Recommendations on screening for cervical cancer. CMAJ: Canadian Medical Association journal=journal de l'Association medicale canadienne, 2013, 185 (1): 35-45.

[4] MIN KJ, LEE YJ, SUH M, et al. The Korean guideline for cervical cancer screening. Journal of Gynecologic Oncology, 2015, 26 (3): 232-239.

［5］ HAMASHIMA C,AOKI D,MIYAGI E,et al. The Japanese guideline for cervical cancer screening. Japanese Journal of Clinical Oncology,2010,40(6): 485-502.

［6］ ZHANG J,ZHAO Y,DAI Y,et al. Effectiveness of High-risk Human Papillomavirus Testing for Cervical Cancer Screening in China:A Multicenter, Open-label,Randomized Clinical Trial. JAMA oncology,2021,7(2):263-270.

［7］ WORLD HEALTH ORGANIZATION. WHO guideline for screening and treatment of cervical pre-cancer lesions for cervical cancer prevention, second edition,2021.

［8］ US PREVENTIVE SERVICES TASK FORCE, CURRY SJ,KRIST AH. Screening for Cervical Cancer:US Preventive Services Task Force Recommendation Statement. JAMA,2018,320(7): 674-686.

［9］ BENTLEY J,EXECUTIVE COUNCIL OF THE SOCIETY OF CANADIAN COLPOSCOPISTS, SPECIAL CONTRIBUTORS. Colposcopic management of abnormal cervical cytology and histology. Journal of obstetrics and gynaecology Canada:JOGC = Journal d'obstetrique et gynecologie du Canada:JOGC,2012,34(12):1188-1202.

［10］ Practice Bulletin No. 168:Cervical Cancer Screening and Prevention. Obstetrics and Gynecology,2016, 128(4):111-130.

［11］ HILLEMANNS P,FRIESE K,DANNECKER C. Prevention of Cervical Cancer:Guideline of the DGGG and the DKG(S3 Level,AWMF Register Number 015/027OL,December 2017) - Part 1 with Introduction,Screening and the Pathology of Cervical Dysplasia. Geburtshilfe Und Frauenheilkunde,2019, 79(2):148-159.

［12］ MANDEEL HM,SAGR E,SAIT K. Clinical Practice

Guidelines on the Screening and Treatment of Precancerous Lesions for Cervical Cancer Prevention in Saudi Arabia［J/OL］. Annals of Saudi Medicine, 2016,36(5):313-320.

［13］CHRYSOSTOMOU AC,STYLIANOU DC, CONSTANTINIDOU A. Cervical Cancer Screening Programs in Europe:The Transition Towards HPV Vaccination and Population-Based HPV Testing. Viruses,2018,10(12):729.

［14］马兰,宋波,吴久玲,等. 中国农村妇女两癌检查项目服务能力现状分析. 中国公共卫生,2018,34(9):1250-1253.

［15］赵春青. 开展两癌筛查保障妇女健康. 健康,2014,6:1-1.

［16］韩历丽,齐庆青,王朝,等. 北京市两癌筛查主要问题与经验探讨. 实用预防医学,2011,18(3):566-568.

［17］董志伟. 中国癌症筛查及早诊早治指南(试行). 北京大学医学出版社,2005.

［18］王临虹,赵更力. 中国子宫颈癌综合防控指南. 中国妇幼健康研究,2018,29(1):1-3.

［19］魏丽惠,李明珠,王悦.《世界卫生组织子宫颈癌癌前病变筛查和治疗指南(第2版)》解读. 中国医学前沿杂志(电子版),2021,13(9):44-48.

［20］SASLOW D,RUNOWICZ CD,SOLOMON D. American Cancer Society guideline for the early detection of cervical neoplasia and cancer. CA: a cancer journal for clinicians,2002,52(6):342-362.

［21］SHERMAN ME,SCHIFFMAN M,HERRERO R. Performance of a semiautomated Papanicolaou smear screening system:results of a population-based study conducted in Guanacaste,Costa Rica. Cancer,1998,84(5):273-280.

［22］OREN A,FERNANDES J. The Bethesda system for the reporting of cervical/vaginal cytology. The Journal of the American Osteopathic Association, 1991, 91 (5):476-479.

[23] NAYAR R, WILBUR DC. The Bethesda System for Reporting Cervical Cytology: A Historical Perspective. Acta Cytologica, 2017, 61 (4-5):359-372.

[24] URRUTIA MT, GAJARDO M. Factors affecting compliance with pap smear screening. Revista Medica De Chile, 2016, 144 (12):1553-1560.

[25] TAO X, AUSTIN R M, ZHANG H. Pap Test Reporting Rates for Conventional Smear and Liquid-Based Cervical Cytology from the Largest Academic Women's Hospital in China: Analysis of 1, 248, 785 Pap Test Reports. Acta Cytologica, 2015, 59 (6):445-451.

[26] GUSTAFSSON L, SPARÉN P, GUSTAFSSON M. Low efficiency of cytologic screening for cancer in situ of the cervix in older women. International Journal of Cancer, 1995, 63 (6):804-809.

[27] DALLA PALMA P, MORESCO L, GIORGI ROSSI P. Health technology assessment of computer-assisted pap test screening in Italy. Acta Cytologica, 2013, 57 (4):349-358.

[28] CROWELL EF, BAZIN C, THUROTTE V. Adaptation of CytoProcessor for cervical cancer screening of challenging slides. Diagnostic Cytopathology, 2019, 47 (9):890-897.

[29] STOLER MH, SCHIFFMAN M. ATYPICAL SQUAMOUS CELLS OF UNDETERMINED SIGNIFICANCE - LOW - GRADE SQUAMOUS INTRAEPITHELIAL LESION TRIAGE STUDY (ALTS) GROUP. Interobserver reproducibility of cervical cytologic and histologic interpretations: realistic estimates from the ASCUS-LSIL Triage Study. JAMA, 2001, 285 (11):1500-1505.

[30] BOSCH FX, DE SANJOSÉ S. Chapter 1: Human papillomavirus and cervical cancer—burden and

assessment of causality. Journal of the National Cancer Institute. Monographs,2003(31):3-13.

[31] WHITLOCK EP,VESCO KK,EDER M. Liquid-based cytology and human papillomavirus testing to screen for cervical cancer:a systematic review for the U.S. Preventive Services Task Force. Annals of Internal Medicine,2011,155(10): 687-697,W214-215.

[32] 李莉,陈汶,杨欢,等. HPV 检测技术在宫颈癌中的研究进展. 癌症进展,2018,16(3):278-281.

[33] 陈汶,于露露,王红,等. eobas4800 高危型人乳头瘤病毒检测技术在子宫颈癌前病变筛查和细胞学转诊中的应用. 中华肿瘤杂志,2012,34(07): 543-548.

[34] JUN SY,PARK ES,KIM J. Comparison of the Cobas 4800 HPV and HPV 9G DNA Chip Tests for Detection of High-Risk Human Papillomavirus in Cervical Specimens of Women with Consecutive Positive HPV Tests But Negative Pap Smears. PloS One,2015,10(10):e0140336.

[35] RATNAM S,COUTLEE F,FONTAINE D. Aptima HPV E6/E7 mRNA test is as sensitive as Hybrid Capture 2 Assay but more specific at detecting cervical precancer and cancer. Journal of Clinical Microbiology,2011,49(2):557-564.

[36] HUIJSMANS CJJ,GEURTS-GIELE WRR,LEEIJEN C. HPV Prevalence in the Dutch cervical cancer screening population(DuSC study):HPV testing using automated HC2,cobas and Aptima workflows. BMC cancer,2016,16(1):922.

[37] 陶萍萍,卞美璐,欧华,等. 导流杂交基因芯片技术在人乳头状瘤病毒检测中应用的研究. 中华妇产科杂志,2006(1):43-47.

[38] TAO P,ZHENG W,WANG Y. Sensitive HPV genotyping based on the flow-through hybridization and gene chip. Journal of Biomedicine &

Biotechnology,2012,2012:938780.

[39] OZAKI S,KATO K,ABE Y. Analytical performance of newly developed multiplex human papillomavirus genotyping assay using Luminex xMAP^{TM} technology (Mebgen^{TM} HPV Kit). Journal of Virological Methods, 2014,204:73-80.

[40] FONTHAM ETH,WOLF AMD,CHURCH TR. Cervical cancer screening for individuals at average risk:2020 guideline update from the American Cancer Society. CA:a cancer journal for clinicians, 2020,70(5):321-346.

[41] 魏丽惠,赵昀,沈丹华,等.中国子宫颈癌筛查及异常管理相关问题专家共识(一).中国妇产科临床杂志,2017,18(02):190-192.

[42] ZHAO Y,BAO H,MA L. Real-world effectiveness of primary screening with high-risk human papillomavirus testing in the cervical cancer screening programme in China:a nationwide,population-based study. BMC medicine,2021,19(1):164.

[43] BERNARD-PEARL L,SMITH-MCCUNE K. Controversies in the management of ASCUS and AGCUS:Two very different beasts. Current Problems in Obstetrics,Gynecology and Fertility,2001,24: 0007-0023.

[44] 柴昕,孙丽芳.宫颈不典型鳞状细胞105例临床分析.中国妇产科临床杂志,2010,11(4):271-273.

[45] 王建东.HPV用于宫颈癌一线筛查的利和弊.中国妇产科临床杂志,2015,16(1):3-4.

[46] 薛鹏,沈洁,韩历丽,等.国内人乳头瘤病毒检测技术在不同实验室间的重复性评价研究.癌症进展,2020,18(5):456-458+474.

[47] CLARKE MA,GRADISSIMO A,SCHIFFMAN M. Human Papillomavirus DNA Methylation as a Biomarker for Cervical Precancer:Consistency across 12 Genotypes and Potential Impact on Management of HPV-Positive Women. Clinical Cancer Research:

An Official Journal of the American Association for
Cancer Research, 2018, 24 (9): 2194-2202.

[48] HU L, BELL D, ANTANI S. An Observational Study
of Deep Learning and Automated Evaluation of
Cervical Images for Cancer Screening. Journal of the
National Cancer Institute, 2019, 111 (9): 923-932.

[49] LIE AK, KRISTENSEN G. Human papillomavirus
E6/E7 mRNA testing as a predictive marker for
cervical carcinoma. Expert Review of Molecular
Diagnostics, 2008, 8 (4): 405-415.

[50] SØRBYE SW, FISMEN S, GUTTEBERG TJ. Primary
cervical cancer screening with an HPV mRNA test:
a prospective cohort study. BMJ open, 2016, 6 (8):
e011981.

[51] KYRGIOU M, ARBYN M, BERGERON C. Cervical
screening: ESGO-EFC position paper of the European
Society of Gynaecologic Oncology (ESGO) and the
European Federation of Colposcopy (EFC). British
Journal of Cancer, 2020, 123 (4): 510-517.

[52] PERKINS RB, GUIDO RS, CASTLE PE. 2019
ASCCP Risk-Based Management Consensus
Guidelines for Abnormal Cervical Cancer Screening
Tests and Cancer Precursors. Journal of Lower Genital
Tract Disease, 2021, 25 (4): 330-331.

[53] 魏丽惠, 沈丹华, 赵方辉, 等. 中国子宫颈癌筛查
及异常管理相关问题专家共识(二). 中国妇产科
临床杂志, 2017, 18 (03): 286-288.

[54] WENTZENSEN N, CLARKE MA, BREMER R.
Clinical Evaluation of Human Papillomavirus
Screening With p16/Ki-67 Dual Stain Triage in a
Large Organized Cervical Cancer Screening Program.
JAMA internal medicine, 2019, 179 (7): 881-888.

[55] 宋方彬, 杜辉, 爱民肖, 等. p16INK4a 免疫细胞化
学染色在子宫颈癌筛查中的应用价值. 中国妇产
科杂志, 2020, 55 (11): 784-790.

[56] YU L, FEI L, LIU X. Application of p16/Ki-67

dual-staining cytology in cervical cancers. Journal of Cancer, 2019, 10(12):2654-2660.

[57] MELNIKOW J, MCGAHAN C, SAWAYA GF. Cervical intraepithelial neoplasia outcomes after treatment:long-term follow-up from the British Columbia Cohort Study. Journal of the National Cancer Institute, 2009, 101(10):721-728.

[58] YAN P, DU H, WANG C. Differential diagnosis of high-grade squamous intraepithelial lesions and benign atrophy in older women using p16 immunocytochemistry. Gynecology and Obstetrics Clinical Medicine, 2021, 1(1):14-18.

[59] CLARKE MA, CHEUNG LC, CASTLE PE. Five-Year Risk of Cervical Precancer Following p16/Ki-67 Dual-Stain Triage of HPV-Positive Women. JAMA oncology, 2019, 5(2):181-186.

[60] TAINIO K, ATHANASIOU A, TIKKINEN KAO. Clinical course of untreated cervical intraepithelial neoplasia grade 2 under active surveillance: systematic review and meta-analysis. BMJ (Clinical research ed.), 2018, 360:k499.

[61] DE STROOPER LMA, BERKHOF J, STEENBERGEN RDM. Cervical cancer risk in HPV-positive women after a negative FAM19A4/mir124-2 methylation test:A post hoc analysis in the POBASCAM trial with 14 year follow-up. International Journal of Cancer, 2018, 143 (6):1541-1548.

[62] DICK S, KREMER WW, DE STROOPER LM. A Long-term CIN3+ risk of HPV positive women after triage with FAM19A4/miR124-2 methylation analysis. Gynecologic Oncology, 2019, 154(2): 368-373.

[63] 李铭, 王玲, 王一男, 等. 宫颈腺癌中抑癌基因甲基化的研究进展. 国际妇产科学杂志, 2020, 47 (6):611-615.

[64] 秦漓洪, 苏玥辉, 张梦真. p16/Ki67 细胞双染和配

对盒家族基因1甲基化检测对细胞学未明确意义的不典型鳞状上皮细胞患者分流的作用.中国妇幼保健,2022,37(13):2472-2476.

［65］张效东,苏玥辉,李盼盼,等.配对盒家族基因1甲基化与人乳头瘤病毒E6/E7mRNA检测在子宫颈病变患者诊断中的应用.实用妇产科杂志,2021,37(4):315-318.

［66］BURGER EA,KORNØR H,KLEMP M. HPV mRNA tests for the detection of cervical intraepithelial neoplasia:a systematic review. Gynecologic Oncology,2011,120(3):430-438.

［67］BHATTACHARJEE R,DAS SS,BISWAL SS. Mechanistic role of HPV-associated early proteins in cervical cancer:Molecular pathways and targeted therapeutic strategies. Critical Reviews in Oncology/Hematology,2022,174:103675.

［68］DERBIE A,MEKONNEN D,WOLDEAMANUEL Y. HPV E6/E7 mRNA test for the detection of high grade cervical intraepithelial neoplasia（CIN2+）:a systematic review. Infectious Agents and Cancer,2020,15:9.

［69］VARNAI AD,BOLLMANN M,BANKFALVI A. Predictive testing of early cervical pre-cancer by detecting human papillomavirus E6/E7 mRNA in cervical cytologies up to high-grade squamous intraepithelial lesions:diagnostic and prognostic implications. Oncology Reports,2008,19(2):457-465.

［70］OKUNADE KS,ADEJIMI AA,JOHN-OLABODE SO. An Overview of HPV Screening Tests to Improve Access to Cervical Cancer Screening Amongst Underserved Populations:From Development to Implementation. Risk Management and Healthcare Policy,2022,15:1823-1830.

［71］KYRGIOU M,KALLIALA I,MITRA A. Immediate referral to colposcopy versus cytological surveillance for low-grade cervical cytological abnormalities in the absence of HPV test：A systematic review and a meta-analysis of the literature. International Journal of Cancer，2017，140（1）：216-223.

［72］TORNESELLO M L，BUONAGURO L，GIORGI-ROSSI P. Viral and cellular biomarkers in the diagnosis of cervical intraepithelial neoplasia and cancer. BioMed Research International，2013，2013：519619.

［73］OJHA PS，MASTE MM，TUBACHI S. Human papillomavirus and cervical cancer：an insight highlighting pathogenesis and targeting strategies. Virusdisease，2022，33（2）：132-154.

［74］田维杰，朱兰.实时诊断技术用于宫颈病变筛查的研究进展.中华医学杂志，2021，101（9）：671-674.

［75］SINGER A，COPPLESON M，CANFELL K. A real time optoelectronic device as an adjunct to the Pap smear for cervical screening：a multicenter evaluation. International Journal of Gynecological Cancer：Official Journal of the International Gynecological Cancer Society，2003，13（6）：804-811.

［76］陈飞，赵宇倩，李婷媛，等. TruScreen 检查用于子宫颈癌及癌前病变早期诊断的临床价值——以医院为基础的多中心研究.中国实用妇科与产科杂志，2021，37（3）：348-352.

［77］ASSAYAG O，ANTOINE M，SIGAL-ZAFRANI B. Large field，high resolution full-field optical coherence tomography：a pre-clinical study of human breast tissue and cancer assessment. Technology in Cancer Research & Treatment，2014，13（5）：455-468.

［78］ZENG X，ZHANG X，LI C. Ultrahigh-resolution optical coherence microscopy accurately classifies precancerous and cancerous human cervix free of labeling. Theranostics，2018，8（11）：3099-3110.

［79］KIRILLIN M，MOTOVILOVA T，SHAKHOVA

N. Optical coherence tomography in gynecology：a narrative review. Journal of Biomedical Optics，2017，22(12)：1-9.

［80］WANG J，XU Y，BOPPART SA. Review of optical coherence tomography in oncology. Journal of Biomedical Optics，2017，22(12)：1-23.

［81］中国病理医师协会数字病理与人工智能病理学组，中华医学会病理学分会数字病理与人工智能工作委员会，中华医学会病理学分会细胞病理学组. 宫颈液基细胞学的数字病理图像采集与图像质量控制中国专家共识. 中国病理学杂志，2021，50(04)：319-322.

［82］MASSAD LS，EINSTEIN MH，HUH WK. 2012 updated consensus guidelines for the management of abnormal cervical cancer screening tests and cancer precursors. Journal of Lower Genital Tract Disease，2013，17(5 Suppl 1)：1-27.

［83］陈晓琴，王晓银，罗晓菊，等. 妊娠期妇女对宫颈癌筛查认知行为的调查研究. 中国计划生育和妇产科，2018，10(2)：67-71.

［84］闫飞艳，程薇，王燕，等. 妊娠期生理特点与宫颈癌的关系及围妊娠期宫颈癌筛查的意义. 中国肿瘤临床与康复，2021，28(2)：164-168.

［85］魏丽惠，赵昀，谢幸，等. 妊娠合并子宫颈癌管理的专家共识. 中国妇产科临床杂志，2018，19(2)：190-192.

［86］陈飞，尤志学，隋龙，等. 阴道镜应用的中国专家共识. 中国妇产科杂志，2020，55(07)：443-449.

［87］赵超，毕蕙，赵昀，等. 子宫颈高级别上皮内病变管理的中国专家共识. 中国妇产科临床杂志，2022，23(2)：220-224.

［88］MOSCICKI AB，FLOWERS L，HUCHKO MJ. Guidelines for Cervical Cancer Screening in Immunosuppressed Women Without HIV Infection. Journal of Lower Genital Tract Disease，2019，23(2)：87-101.

[89] MIYAGI Y,TAKEHARA K,NAGAYASU Y. Application of deep learning to the classification of uterine cervical squamous epithelial lesion from colposcopy images combined with HPV types. Oncology Letters,2020,19(2):1602-1610.

[90] XUE P,TANG C,LI Q. Development and validation of an artificial intelligence system for grading colposcopic impressions and guiding biopsies. BMC medicine,2020,18(1):406.

[91] YUE Z,DING S,LI X,等. Automatic Acetowhite Lesion Segmentation via Specular Reflection Removal and Deep Attention Network. IEEE journal of biomedical and health informatics,2021,25(9): 3529-3540.

[92] 李燕云,王永明,周奇,等. 基于宫颈上皮与血管特征的阴道镜图像深度学习模型探索. 复旦学报(医学版),2021,48(4):435-442.

[93] ZHU B,LIU Y,ZUO T. The prevalence,trends,and geographical distribution of human papillomavirus infection in China:The pooled analysis of 1.7 million women. Cancer Medicine,2019,8(11):5373-5385.

[94] WU EQ,LIU B,CUI JF. Prevalence of type-specific human papillomavirus and pap results in Chinese women:a multi-center,population-based cross-sectional study. Cancer causes & control:CCC, 2013,24(4):795-803.

[95] BRUNI L,DIAZ M,CASTELLSAGUÉ X. Cervical human papillomavirus prevalence in 5 continents: meta-analysis of 1 million women with normal cytological findings. The Journal of Infectious Diseases,2010,202(12):1789-1799.

[96] 中华预防医学会疫苗与免疫分会. 子宫颈癌等人乳头瘤病毒相关疾病免疫预防专家共识. 中华预防医学杂志,2019,53(8):761-803.

[97] 李双,李明珠,丛青,等. 人乳头瘤病毒疫苗临床应用中国专家共识. 中国医学前沿杂志(电子版),

2021,13(2):1-12.

[98] ORGANISATION MONDIALE DE LA SANTÉ, CENTRE INTERNATIONAL DE RECHERCHE SUR LE CANCER. Female genital tumours. 5th ed. Lyon: International agency for research on cancer,2020.

[99] KURMAN RJ,INTERNATIONAL AGENCY FOR RESEARCH ON CANCER,WORLD HEALTH ORGANIZATION. WHO classification of tumours of female reproductive organs. 4th ed. Lyon: International Agency for Research on Cancer,2014.

[100] CHEN L,LIU L,TAO X. Risk Factor Analysis of Persistent High-Grade Squamous Intraepithelial Lesion After Loop Electrosurgical Excision Procedure Conization. Journal of Lower Genital Tract Disease,2019,23(1):24-27.

[101] CONG Q,SONG Y,WANG Q. A Retrospective Study of Cytology,High-Risk HPV,and Colposcopy Results of Vaginal Intraepithelial Neoplasia Patients. BioMed Research International,2018, 2018:5894801.

[102] FRIEDELL GH,MCKAY DG. Adenocarcinoma in situ of the endocervix. Cancer,1953,6(5):887-897.

[103] SALANI R,PURI I,BRISTOW RE. Adenocarcinoma in situ of the uterine cervix:a metaanalysis of 1278 patients evaluating the predictive value of conization margin status. American Journal of Obstetrics and Gynecology,2009,200(2):182.e1-5.

[104] 赵澄泉,周先荣,隋龙,等. 宫颈癌筛查及临床处理:细胞学、组织学和阴道镜学. 北京科学技术出版社,2017.

[105] APGAR BS,BROTZMAN GL,SPITZER M. Colposcopy,principles and practice:an integrated textbook and atlas. 2nd ed. Philadelphia: Saunders/Elsevier,2008.

[106] CASTLE PE,STOLER MH,WRIGHT TC. Performance of carcinogenic human papillomavirus

(HPV) testing and HPV16 or HPV18 genotyping for cervical cancer screening of women aged 25 years and older: a subanalysis of the ATHENA study. The Lancet. Oncology, 2011, 12 (9): 880-890.

[107] WENTZENSEN N, SCHIFFMAN M, SILVER M I. ASCCP Colposcopy Standards: Risk-Based Colposcopy Practice. Journal of Lower Genital Tract Disease, 2017, 21 (4): 230-234.

[108] CIAVATTINI A, GIANNELLA L, DELLI CARPINI G. Adenocarcinoma in situ of the uterine cervix: Clinical practice guidelines from the Italian society of colposcopy and cervical pathology (SICPCV). European Journal of Obstetrics, Gynecology, and Reproductive Biology, 2019, 240: 273-277.

[109] PUBLIC HEALTH ENGLAND. NHS Cervical Screening: Programme Colposcopy and Programme Management. 3rd ed. Crown, 2016.

[110] JIANG Y, CHEN C, LI L. Comparison of Cold-Knife Conization versus Loop Electrosurgical Excision for Cervical Adenocarcinoma In Situ (ACIS): A Systematic Review and Meta-Analysis. PloS One, 2017, 12 (1): e0170587.

[111] LATIF NA, NEUBAUER NL, HELENOWSKI IB. Management of adenocarcinoma in situ of the uterine cervix: a comparison of loop electrosurgical excision procedure and cold knife conization. Journal of Lower Genital Tract Disease, 2015, 19(2): 97-102.

[112] LIU Y, QIU HF, TANG Y. Pregnancy outcome after the treatment of loop electrosurgical excision procedure or cold-knife conization for cervical intraepithelial neoplasia [J/OL]. Gynecologic and Obstetric Investigation, 2014, 77 (4): 240-244.

[113] BAALBERGEN A, HELMERHORST TJM. Adenocarcinoma in situ of the uterine cervix -- a systematic review. International Journal of

Gynecological Cancer：Official Journal of the International Gynecological Cancer Society，2014，24(9)：1543-1548.

[114] COSTA S，VENTUROLI S，ORIGONI M. Performance of HPV DNA testing in the follow-up after treatment of high-grade cervical lesions，adenocarcinoma in situ (AIS) and microinvasive carcinoma. Ecancermedicalscience，2015，9：528.

[115] YANG Y，MENG YL，DUAN SM. REBACIN® as a noninvasive clinical intervention for high-risk human papillomavirus persistent infection. International Journal of Cancer，2019，145(10)：2712-2719.

[116] WANG F，LIU R，MA Y. Case Report：Noninvasive Clinical Intervention of REBACIN® on Histologic Regression of High Grade Cervical Intraepithelial Neoplasia. Frontiers in Medicine，2021，8：627355.

[117] HU Z，MA D. The precision prevention and therapy of HPV-related cervical cancer：new concepts and clinical implications. Cancer Medicine，2018，7(10)：5217-5236.

[118] CHEN Y，XU Y，ZHANG Z. 5-aminolevulinic acid-mediated photodynamic therapy effectively ameliorates HPV-infected cervical intraepithelial neoplasia. American Journal of Translational Research，2022，14(4)：2443-2451.

[119] SU Y，ZHANG Y，TONG Y. Effect and rational application of topical photodynamic therapy (PDT) with 5-aminolevulinic acid (5-ALA) for treatment of cervical intraepithelial neoplasia with vaginal intraepithelial neoplasia. Photodiagnosis and Photodynamic Therapy，2022，37：102634.

[120] PENG S，FERRALL L，GAILLARD S. Development of DNA Vaccine Targeting E6 and E7 Proteins of Human Papillomavirus 16 (HPV16) and HPV18 for Immunotherapy in Combination with Recombinant

Vaccinia Boost and PD-1 Antibody. mBio, 2021, 12 (1): e03224.

［121］BHUYAN PK, DALLAS M, KRAYNYAK K. Durability of response to VGX-3100 treatment of HPV16/18 positive cervical HSIL. Human Vaccines & Immunotherapeutics, 2021, 17 (5): 1288-1293.

［122］李浴峰, 马海燕. 健康教育与健康促进. 北京: 人民卫生出版社, 2020.

第六章

子宫颈癌的三级预防

一、三级预防主要内容和措施

子宫颈癌的三级预防是指对已经确诊的子宫颈癌进行临床治疗和管理。目的在于防止病情恶化,促进疾病康复。对于子宫颈浸润癌患者根据不同临床分期规范化选择手术、放疗、化疗、免疫和靶向、姑息治疗等手段进行个体化治疗。三级预防不仅包括子宫颈癌的治疗,还包括持续随访、监测,以期早期发现肿瘤的复发转移。与此同时,对系统治疗后患者为提高生存率及生活质量,在护理过程中从身、心两方面对患者实行整体护理和康复支持,同时配合营养、体育锻炼、心理疏导等家庭、社会的支持治疗,加强患者健康保健意识,建立健康生活方式都是子宫颈癌三级预防的重要措施。

二、全球和中国的三级预防现状及进展

(一) 全球子宫颈癌三级预防的现状和进展

子宫颈癌三级预防是指对已明确诊断为浸润癌患者的

全程管理：包括初诊患者实施手术、放疗、化疗、靶向或免疫等规范化治疗，治疗期间减少其原发或继发并发症，防止病情进展或治疗中产生的身心残疾，积极提高生存率和康复率，减轻晚期癌痛等一系列改善生活质量的姑息措施；同时还涉及初始治疗结束后的定期随访评估，及早发现复发病例并施与治疗；另外，还需要社会各医疗机构、社区护理单元和家庭都积极参与的为患者提供恰当有效如营养、运动、心理等健康管理和健康促进等干预措施。

根治性子宫切除术联合双侧盆腔淋巴结切除术 ± 腹主动脉旁淋巴结切除是早期无生育要求患者（FIGO 分期ⅠA1期伴有淋巴血管间隙侵犯、ⅠA2、ⅠB1、ⅠB2 和ⅡA1 期）的主要治疗方式。通过宫颈组织活检病理、妇科检查情况及相关影像学评估进行术前分期评估是关键。近期的循证医学已发现微创手术路径的弊端，同时提出开腹路径才是标准术式推荐。同时，更多的证据支持早期患者采用前哨淋巴结示踪，但必须在实践中实施标准化流程。

自 1987 年 Dargent 开创腹腔镜辅助经阴道广泛子宫颈切除术以来，已填补有强烈保留生育愿望的早期年轻宫颈癌患者手术空白。随后逐步出现经腹、经传统腹腔镜或经机器人腹腔镜等多种手术路径，近几年还涌现出以宫颈锥切术和单纯宫颈切除术等非根治性保留生育功能手术为补充的新格局，使早期年轻患者在治愈肿瘤的基础上达成生育目的。但需结合患者术前生育力评估状态和充分知情同意，以及术者技术层面的质控要求等，慎重选择适应人群。同步放化疗是 FIGO 分期ⅡB-ⅣA 宫颈癌患者的标准治疗模式。多项研究表明，以顺铂为基础的增敏同步放化疗可导致消化道和骨髓系统的毒性反应增加，但其总生存率可显著改善。对于ⅠB3 和ⅡA2 期的局部晚期患者可考虑手术，但鉴于肿瘤直径>4cm 术后辅助放疗比率很高，亦可首选同步放化疗。调强放疗（IMRT）和三维后装放疗已成为放射治疗技术的主流,但也逐步被影像引导四维放射治疗（IGRT）及质子放疗等更精准的放疗技术所替代。现阶段,一些颇具希望的靶向药物、免疫药物,以及新型信号通路药物针对复发性、持续性宫颈癌的临床试验层出不穷,效果似乎比标准方法更有效。例如抗肿瘤血管生成药物、聚二磷酸腺苷（ADP）核糖聚合酶（PARP）抑制剂、雷帕霉素靶蛋白（mammalian target of rapamycin,mTOR）抑制剂、免疫检查点抑制剂、HPV治疗性疫苗,以及过继性细胞疗法等。

健康教育和健康促进是子宫颈癌三级预防的重要组成部分,可联合相关医疗机构和社区家庭共同参与的社会动员,促进公众正确认识和理解子宫颈癌治疗、随访和康复护理的重要性,使目标人群主动接受和利用预防保健服务,提高子宫颈癌治疗的依从性。

(二) 中国子宫颈癌三级预防的现状和进展

在全球很多地区,尤其是发达国家,子宫颈癌发病率已经开始下降,而中国属于发展中国家,地域广阔,且各地区经济及医疗条件差异较大,一级预防HPV疫苗接种相对滞后,二级预防适龄女性子宫颈癌早期筛查率不足40%,癌前病变的规范化诊治也缺乏同质化管理,因此子宫颈癌发病形势不容乐观。关于子宫颈癌三级预防及精准分期诊断,初始及复发患者的规范化手术、放化疗、靶向、免疫、姑息减状治疗等,以及治疗后随访监测、健康教育和健康促进等诸多问题及关键点,一直是妇科肿瘤临床工作中的重点和难点。方案的选择取决于本地区现有的医疗设备、妇科肿瘤MDT团队的技术水平,以及患者的一般状况、年龄、心理需求、社会认知、肿瘤分期及肿瘤标志物检测等结果综合考量,还应进行充分的医患沟通。

针对年轻女性的早期(IA1 期伴有淋巴血管间隙侵犯、IA2、IB1、IB2 和ⅡA1 期)患者推荐手术治疗国内外基本可以达成共识,主要考虑的是卵巢保护以及维系阴道性功能的问题。但在非年轻妇女的早期子宫颈癌治疗出现一定的差异。一个较为重要的因素是东西方国家的文化差异,国外学者更多推荐放化疗和手术治疗并重,而国内医患群体会更加倾向于手术治疗。因此对于IB3 和ⅡA2 期的局部晚期宫颈癌患者,国内妇科肿瘤医生可能在具有手术条件时,或实施新辅助化疗降分期后创造条件更倾向于手术治疗,这样就不可避免地出现在同一患者实施广泛性子宫切除术 + 盆腔淋巴结切除术 ± 腹主动脉旁淋巴结切除术和术后辅助性放化疗。同时手术路径选择的问题,2018 年 FIGO 指南及 2021 年 NCCN 指南均指出开腹手术是经典和标准的途径,而国内《子宫颈癌腹腔镜手术治疗的中国专家共识》指出 FIGO 分期IB1 期且肿瘤直径≤2cm 的早期患者仍可施行腹腔镜手术,但必须强调腹腔镜术中无瘤原则,减少手术并发症,规范手术质量。鉴于国内部分地区影像学检查及放射治疗的设备技术较为不足,2018 年 FIGO 分期的ⅢC$_{(r)}$期患者行直接放疗也存在一定的诊治困难;对于ⅡB 期以上的患者行根治性同步放化疗,以及晚期持续性宫颈癌患者的药物治疗选择国内外学者几乎就不存在争议了。

另外,国内近期涌现一些采用传统中医药辅助治疗宫颈癌的研究报道也值得关注。但目前中药相关基础研究仍较薄弱,许多中药的有效成分及发挥作用的机制不甚明了,研究缺乏多中心、大样本的循证医学证据支撑,有待多层面、多学科的合作与交流,以期将中西医的方法有机结合,扬长避短,提高子宫颈癌的治疗水平。

子宫颈癌是一种可防可治的妇科肿瘤,随着医学模式的转变,健康教育和健康促进的重要性更加突显,其模式越来越向科学的、系统的方向发展。因此,我们应倡导根据患者的病情特点、经济情况、文化水平、生活习惯及性格个性等，制定出一套真正适合个体的健康教育和促进模式，促进其治疗前后生理、心理的快速康复，尽早回归社会和家庭。

三、子宫颈浸润癌的诊断

（一）子宫颈浸润癌的临床诊断

1. **病史**　有无 CIN 的病史，是否治疗过、治疗方法及效果如何；有无性传播疾病；性伴侣数；性生活开始的年龄；孕产次和时间；有无吸烟史。

2. **临床表现**

（1）早期无症状：无论是 CIN 还是早期子宫颈癌患者，一般无明显症状。

（2）阴道出血：常为接触性出血，多见于性交后出血。早期出血量一般较少，中、晚期病灶较大时，出血量多，甚至表现为大出血。年轻患者也有表现为经期延长、周期缩短、经量增多等。绝经后妇女表现为绝经后出血等。

（3）白带增多：白带呈白色或血性，稀薄似水样、米汤水样，有腥臭味。晚期可继发感染，白带呈脓性伴恶臭。

（4）晚期症状：根据病灶范围、累及的脏器而出现一系列症状，如腰骶疼痛、尿频、尿急、血尿、肛门坠胀、大便秘结、里急后重、便血、下肢水肿和疼痛等。严重者导致输尿管梗阻、肾盂积水，最后导致尿毒症等。

（5）恶病质：疾病后期患者出现消瘦、贫血、发热和全身各脏器衰竭的表现等。

3. **妇科检查**

（1）子宫颈：增生呈糜烂状。也可见癌灶呈菜花状，组织质脆，触之易出血、结节状、溃疡或空洞形成，子宫颈腺癌时子宫颈长大但外观光滑呈桶状,质地坚硬。

(2) 子宫体:一般大小正常。

(3) 子宫旁组织:癌组织沿宫颈旁组织浸润至主韧带、子宫骶骨韧带,随着病变的进展可使其增厚、挛缩,呈结节状、质硬、不规则,形成团块状伸向盆壁或到达盆壁并固定。

(4) 阴道和穹窿部:肉眼可见所侵犯部阴道穹窿变浅或消失,触之癌灶组织增厚、质脆硬、缺乏弹性、易接触性出血等。

4. 辅助检查

(1) 以下情况可考虑行诊断性宫颈锥切术:①当子宫颈脱落细胞学多次检查为大于等于 H-SIL,而子宫颈阴道镜多点活检为阴性;②活检为 CIN,但临床不能排除浸润癌时;③早期浸润癌但不能确定浸润范围;④临床高度怀疑宫颈胃型腺癌,但宫颈脱落细胞学检查为阴性者。

(2) 其他检查:全血细胞计数,血红蛋白,血小板计数,肝、肾功能检查,确诊后根据具体情况选择胸部 X 线摄片、静脉肾盂造影、膀胱镜检查、直肠镜检查、B 型超声检查及 CT、MRI、PET-CT 等影像学检查。

(3) 组织病理学检查:是确诊子宫颈癌的金标准。早期病例的诊断应采用子宫颈细胞学检查和/或高危型 HPV DNA 检测、阴道镜检查、子宫颈活组织检查的“三阶段”程序。早期病例最好在阴道镜下取活检,子宫颈有明显病灶者可直接在癌灶取材。子宫颈锥形切除适用于子宫颈细胞学检查多次阳性而子宫颈活检阴性者,或子宫颈活检为 CINⅡ和 CINⅢ需确诊者,或可疑微小浸润癌需了解病灶的浸润深度及宽度等情况。可采用冷刀切除、环形电切除(LEEP)、切除组织应作连续病理切片(24~36 张)检查。

(二) 子宫颈浸润癌的组织病理学诊断

根据 WHO 女性生殖系统肿瘤分类(第 5 版,2020)子宫颈浸润癌分为鳞癌、腺癌、腺鳞癌、腺样基底细胞癌、神经内分泌癌、肉瘤样癌等。无论肿瘤类型，大部分子宫颈癌与高危型 HPV 感染相关，但也有少部分癌的发生不依赖于 HPV。通过原位 HPV mRNA 检测可以明确子宫颈癌与 HPV 的相关性，p16 免疫组化染色在子宫颈癌中一般可以作为高危型 HPV 感染的替代标记物。

1. **子宫颈鳞癌**　鳞癌（squamous cell carcinoma）的组织学特征是异型增生的鳞状细胞突破鳞状上皮或者鳞化上皮基底膜、在间质内不规则浸润性生长，并可侵犯间质内脉管或神经纤维。根据细胞分化程度及形态特征，可分为角化性、非角化性、乳头状、基底细胞样、疣状、湿疣状、鳞状移行性、淋巴上皮瘤样等亚型。绝大多数子宫颈鳞状细胞癌与高危型 HPV 持续性感染相关。但是，单纯从组织形态学上，无法明确区分鳞癌各个亚型与 HPV 感染的相关性。

2. **子宫颈腺癌**　腺癌（adenocarcinoma）的组织学特征是异型增生的腺体细胞突破腺上皮基底膜、在间质内浸润性生长，少数可见脉管癌栓或侵犯神经纤维。根据 HPV 感染相关性、腺癌细胞及腺体结构形态特征，宫颈腺癌可分为 HPV 相关性腺癌、HPV 非依赖型腺癌和其他类型腺癌。HPV 相关性腺癌包括普通型腺癌、绒毛管状腺癌、黏液性（非特异黏液型、肠型、复层黏液型、印戒细胞型）腺癌；HPV 非依赖性腺癌包括胃型黏液腺癌、透明细胞癌、中肾腺癌；其他类型腺癌包括宫内膜样癌、浆液性癌、非特异腺癌，其中原发于宫颈的宫内膜样癌和浆液性腺癌极其罕见，首先要排除继发于宫体和/或输卵管、卵巢同类型的腺癌。

2013 年 Silva 教授等提出把普通型宫颈腺癌的浸润模式分为 A、B、C 三型。A 型：癌巢主要为轮廓清晰的腺管结构，周围无促纤维间质反应或水肿、炎细胞浸润，脉管癌栓或神经纤维侵犯，该型一般不发生淋巴结转移，预后最好；B 型：癌巢周围出现单个或簇状瘤细胞、局灶出现促纤维间质反应，偶见脉管癌栓或神经纤维侵犯，该型淋巴结转移风险增加；C型：癌性腺体结构不规则或不完整、间质广泛促纤维反应，可见脉管癌栓或神经侵犯，该型预后最差。

3. 子宫颈神经内分泌癌　子宫颈神经内分泌癌（neuroendocrine carcinoma of cervix，NECC）极少见，可分为小细胞和大细胞神经内分泌癌。小细胞癌的肿瘤细胞呈小圆形或卵圆形，胞质少，核染色质细腻；大细胞癌的细胞呈卵圆形、胞质丰富且嗜酸性、核染色质较细腻。NECC 常呈实性片巢状浸润性生长，伴不规则坏死灶。可以合并其他类型子宫颈癌，以合并腺癌多见，其次为合并鳞癌，也有合并 HSIL 或 AIS 者。研究表明，NECC 绝大多数与高危型 HPV 感染相关。免疫组化往往呈 p16 弥漫强阳性，神经内分泌标记 Syn、CD56、CgA 和/或 TTF-1 阳性。最常见的基因突变包括 *PIK3CA*、*KRAS* 和 *TP53*。NECC 易发生淋巴结转移和/或远处转移。

4. 其他类型子宫颈癌

（1）宫颈腺鳞癌（adenosquamous carcinoma）具有明确的腺癌和鳞癌两种分化成分，两者常混合存在，属于分化较差的组织学类型。

（2）腺样基底细胞癌（adenoid basal carcinoma）往往因其他原因切除宫颈时偶然发现，基底细胞样肿瘤细胞呈小簇状在宫颈间质内浸润生长，可伴有部分鳞癌分化成分。腺样基底细胞癌预后较好。

（3）宫颈黏液表皮样癌（mucoepithelioid carcinoma）、腺样囊性癌（adenoid cystic carcinoma）偶有报道。

（4）肉瘤样癌也称为癌肉瘤（carcinosarcoma）、恶性中胚叶混合瘤，由癌性成分和肉瘤样成分混合而成，目前认为肉瘤样成分为化生性的，因此归类为上皮性恶性肿瘤。

这些少见类型的子宫颈癌也常与高危型 HPV 感染密切相关。

当子宫颈癌早期尚未形成肉眼可辨的肿块，仅在显微镜下可以观察到癌细胞浸润性生长，且浸润灶的深度不大于 5mm 时，诊断为微小浸润癌或表浅浸润癌，这并非独立的组织学亚型，只是属于子宫颈癌最早期的浸润形式。

(三) 子宫颈浸润癌的临床分期

采用国际妇产科联盟(International Federation of Gynecology and Obstetrics,FIGO)2018 年的分期标准。在 FIGO 2009 年分期的基础上增加了影像学检查、病理学检查参与分期，对肿瘤大小的分层更加细化，并且将淋巴结转移纳入了分期。所有分期，均可在临床检查的基础上，根据影像学和病理学对肿瘤大小和范围的评估进行补充。病理学发现可取代影像学和临床发现。

四、子宫颈浸润癌的处理原则

(一) 手术治疗

原则上早期子宫颈癌以手术治疗为主，中晚期子宫颈癌行同期放化疗。

1. 各分期子宫颈癌的手术治疗

(1) ⅠA1 期：ⅠA1 期子宫颈癌需经锥切确诊。锥切病理为 ⅠA1 期，切缘阴性，淋巴脉管间隙无浸润，如保留生育功能，则观察随访；不保留生育功能并有手术禁忌证者，可观察随访，无手术禁忌证者行筋膜外子宫切除术。切缘阴性有淋巴脉管间隙浸润(LVSI)，保留生育功能者行改良广泛子宫颈切除术 + 盆腔淋巴结切除术或锥切 + 盆腔淋巴结切除术(可考虑前哨淋巴结显影,SLN)。不保留生育者,行改良广泛子宫切除术 + 盆腔淋巴结切除术(淋巴切除证据等级 2B),可考虑行SLN 显影。

切缘阳性者最好再次锥切评估浸润深度,排除ⅠA2/ⅠB1期。不再次行锥切直接手术者,切缘为子宫颈高度鳞状上皮内病变(HSIL)者行筋膜外全子宫切除,切缘为癌者行改良广泛子宫切除术 + 盆腔淋巴结切除术(淋巴切除证据等级 2B),可考虑行 SLN 显影。ⅠA1 期,淋巴脉管间隙无浸润者淋巴结转移率 <1%,不需要切除淋巴结。

(2) ⅠA2 期:经锥切确诊为ⅠA2 期,无生育要求者可行改良广泛子宫切除术 + 盆腔淋巴结切除术;对低风险病例中,单纯全子宫切除术或宫颈切除术 + 盆腔淋巴结切除术或前哨淋巴结切除术可能范围已足够。有生育要求者可选择子宫颈切除术 + 腹腔镜下盆腔淋巴结切除术或广泛子宫颈切除术 + 盆腔淋巴结切除术。因ⅠA2 期子宫颈癌有高达 8% 的淋巴结受累风险,需行盆腔淋巴结切除术。

(3) ⅠB1、ⅠB2 和ⅡA1 期:手术治疗是该期的首选治疗方式。通常包括 C 型广泛子宫切除术 + 盆腔淋巴结切除 ± 腹主动脉旁淋巴结切除术。无生育要求者,行广泛子宫切除术 + 盆腔淋巴结切除(证据等级 1)± 腹主动脉旁淋巴结切除术(证据等级 2B),可考虑行 SLN 显影。对于肿瘤最大直径小于 2cm,宫颈间质浸润小于 50%,影像学无淋巴结转移的低危患者可考虑行改良广泛子宫切除术。也可以采取 Q-M 分型的C1 型,即保留盆腔神经的广泛子宫切除术,包括腹下神经、内脏神经和盆腔神经丛的自主神经。有生育要求者可行广泛子宫颈切除术 + 盆腔淋巴结切除术。保留生育功能原则上推荐选择肿瘤直径≤2cm 者,可选择经阴道、腹腔镜或经腹广泛子宫颈切除术。肿瘤直径 2~4cm 者,推荐经腹广泛子宫颈切除术。推荐用于小于 2cm 的鳞癌,普通腺癌并非绝对禁忌。

目前,尚无数据支持小细胞神经内分泌肿瘤、胃型腺癌患者保留生育功能。也不推荐伴有高危和中危因素的患者保留生育功能。生育后是否切除子宫由患者和医生共同确定,但强烈建议术后持续性异常巴氏涂片或 HPV 感染的患者在完成生育后切除子宫。对于肿瘤直径大于 2cm 拟保留生育功能的患者,新辅助化疗后行广泛子宫颈切除术是安全的,但建议先行腹腔镜下盆腔淋巴结切除术 ± 腹主动脉旁淋巴结取样,明确淋巴结无转移后给予新辅助化疗,然后行广泛子宫颈切除术。

对于IB1、IB2 和ⅡA1 期首选手术治疗的优势:可进行手术准确分期,利于术后制订合理化治疗方案;去除耐放疗肿瘤;可在术中行卵巢移位,避免术后辅助放疗损伤卵巢功能,尤其对需要保留卵巢和性功能的年轻患者。

子宫颈鳞癌卵巢转移率较低,早期子宫颈鳞癌患者卵巢转移率为 0.5%。对于小于 45 岁患者术中可选择保留卵巢。子宫颈腺癌是否保留卵巢仍有争议,过去认为子宫颈腺癌更容易转移卵巢而不建议保留卵巢。但有研究认为I期患者,如果没有宫体、深部子宫颈间质、宫旁、阴道和淋巴血管间隙浸润,发生卵巢转移的风险较低可考虑保留卵巢,但临床处理中应慎重。

关于子宫颈癌手术途径是开腹或微创手术,一直存在争议,开腹手术是广泛子宫切除术的标准术式。LACC 试验比较了开腹手术和微创手术治疗早期子宫颈癌的预后,结果显示微创手术生存率下降,复发率更高。

(4) IB3 和ⅡA2 期:该期肿瘤较大,高危因素较多,各地治疗的方式不统一,其选择取决于可采用的资源,以及肿瘤和患者的相关危险因素,一般建议采用同期放化疗。对于根治性放疗后仍有子宫颈肿瘤残留者可放疗后行子宫切除术(证据等级 3);但对于放疗设备稀缺地区可选择的手术方式包括:

广泛子宫切除术＋盆腔淋巴结切除＋腹主动脉旁淋巴结切除术(证据等级2B);或新辅助化疗＋广泛子宫切除术＋盆腔淋巴结＋腹主动脉旁淋巴结切除术。需要注意的是,新辅助化疗后改变了病理结果,影响术后辅助治疗的禁忌证判断,特别大的肿瘤及腺癌对新辅助化疗反应低,能否改变预后还有争议,因此,建议仅对临床研究和缺乏放疗设备的地区采用新辅助化疗。

(5) ⅡB~ⅣB期和复发子宫颈癌:ⅡB~ⅣB期患者应选择化疗与放疗联合应用。局部复发的病例,如果初始治疗没有接受放疗或者复发部位在原来放射野之外,能切除者可以考虑手术切除。放疗后中心性复发者可考虑盆腔脏器廓清术(证据等级3)。最可能从手术中获益的患者:盆腔中央性复发,无盆壁固定或相关肾积水,无病间期较长,复发肿瘤直径小于3cm。

(6) 单纯筋膜外子宫切除术后意外发现的浸润性子宫颈癌:因良性疾病进行单纯子宫切除术后病理发现子宫颈癌,由于手术范围不够,需要进一步补充治疗。选择二次手术需要考虑病理结果、一般状况和当地医疗水平综合情况。经病理复核确认的ⅠA1期无淋巴脉管间隙浸润者,可随访观察;对于已切除的子宫病理无Sedlis标准所述的危险因素者也可行子宫旁广泛切除＋阴道上段切除＋盆腔淋巴结切除±腹主动脉旁淋巴结取样。对于部分早期年轻患者,有望通过二次手术治愈,避免术后放疗引起的副反应,保留卵巢和阴道功能。

(7) 妊娠合并子宫颈癌:妊娠合并子宫颈癌的手术治疗要根据子宫颈癌的分期、孕周及患者和家属对保留胎儿的愿望综合考虑。如不保留胎儿,处理同非妊娠期子宫颈癌。妊娠在20周内患者建议仅ⅠA1期继续妊娠,妊娠期间密切观察,定期做阴道镜检查,必要时活检。无淋巴脉管间隙浸润可行子宫颈锥切并行子宫颈环扎术。妊娠在20~28周、ⅡB

期以内的患者可以继续妊娠。IB2、IB3 期给予新辅助化疗维持妊娠至 34~35 周,可在剖宫产的同时行广泛子宫切除术 + 盆腔淋巴结切除术。妊娠在 28 周以上的患者,各个期别患者都可以继续妊娠,在 34 周胎儿肺成熟后行剖宫产。有手术禁忌证者同时行广泛子宫切除术 + 盆腔淋巴结切除术。

2. 子宫颈癌各类术式　子宫颈癌手术术式分保留生育功能的手术、不保留生育功能的手术、盆腔脏器廓清术和手术分期手术。C 型手术包括保留自主神经的手术和不保留自主神经的手术。

(1) 子宫颈锥形切除

1) 手术范围及注意事项:子宫颈锥切术需要切除包括病变在内的子宫颈外口、转化区、鳞状上皮交界和子宫颈管内组织。锥切切缘至少有 1mm 的阴性距离。推荐冷刀锥切,切除深度至少为 10mm,已生育者可增加到 18~20mm。如能达到足够的切缘,也可以采用 LEEP。应尽量整块切除,保持标本的完整性。按照转化区的类型决定子宫颈切除的类型。I型切除用于I型转化区,切除长度为 10mm;II型切除用于II型转化区,切除长度为 10~15mm;III型切除用于III型转化区,切除长度为 15~25mm。位于子宫颈管的可疑浸润性腺癌与原位腺癌,锥切应设计成一个窄长锥形,延伸至子宫颈内口,以避免遗漏子宫颈管病变。推荐在锥顶上方的子宫颈管取样以评估残留病灶。

2) 手术适应证:IA1 期淋巴脉管间隙无浸润保留生育功能者可行锥切;IA1 期伴有淋巴脉管间隙浸润,保留生育功能者也可选择行子宫颈锥切 + 前哨淋巴结显影。

3) 手术方式及优缺点:可采用冷刀锥切、LEEP 和激光锥切术。冷刀锥切优点为切除完整、病理准确。缺点是术中、术后易出血,并发症较多。LEEP 的优点是可在门诊手术、采用局部麻醉、操作简单、安全、并发症少。其缺点是电热效应对标本产生的热损伤会影响组织学诊断,过大或过深的病灶或腺上皮病变的切缘阳性率可能增加,影响疗效。对于怀疑腺上皮病变及子宫颈浸润癌,如果采用 LEEP 不能保证提供完整的组织学标本进行有效病理诊断时,建议进行子宫颈冷刀锥切术。冷刀锥切和 LEEP 的区别仅在于切除深度,LEEP 的切除深度通常为 1cm,锥形切除深度为 2.5cm。

4) 手术并发症:并发症包括原发性出血或更常见的继发性出血,其发生率为 3%。冷刀锥切后,早产的发生率从 1.5% 增加到 4% 左右,且与冷刀锥切的深度直接相关。

(2) 单纯子宫颈切除术 + 盆腔淋巴结切除术:单纯子宫颈切除术是介于子宫颈锥切术和广泛子宫颈切除术之间的一种术式。与广泛手术相比,不切除宫旁组织。如果肿瘤小于 2cm、无 LVSI、浅层间质浸润、无盆腔淋巴结转移等无高危因素存在,宫旁转移风险小于 1%,要求保留生育功能的患者可行单纯子宫颈切除术 + 盆腔淋巴结切除术。

(3) 筋膜外全子宫切除术:切除范围为 Priver 手术的Ⅰ型或 Q-M 手术的 A 型。手术适应证包括:①经诊断性锥切确诊的ⅠA1 期淋巴脉管间隙无浸润者,如不保留生育功能可行单纯子宫切除术;②对于ⅠB3 和ⅡA2 期患者,可选择盆腔外照射 + 含铂同期化疗 + 近距离放疗 + 筋膜外全子宫切除术(证据等级 3);③对于子宫颈癌行放化疗的患者,子宫颈仍残留病灶,可行筋膜外全子宫切除术。

(4) 改良广泛子宫切除术 + 盆腔淋巴结切除术:手术范围为 Priver 手术的Ⅱ型或 Q-M 手术的 B 型。手术适应证包括:ⅠA1 期伴淋巴脉管间隙浸润和ⅠA2 期,可考虑行 SLN 显影。

(5) 广泛子宫切除术 + 盆腔淋巴结切除术 ± 腹主动脉旁淋巴结切除:手术范围为 Priver 手术的Ⅲ型或 Q-M 手术的 C 型,相比筋膜外子宫切除术切除了更多宫旁组织,切除范围包括子宫、宫旁、阴道上段、部分阴道旁组织和盆腔淋巴结,必要时切除腹主动脉旁淋巴结。邻近的结缔组织,包括前方的膀胱宫颈韧带、侧方的主韧带、后方的宫骶韧带和直肠阴道韧带,需要切除足够的长度。

手术适应证:ⅠB1~ⅡA2 期。手术并发症包括输尿管、膀胱和肠道损伤。由于术中损伤自主神经,可发生膀胱功能障碍,伴有排尿困难和膀胱张力减退。

手术入路及预后:广泛子宫切除术可经开腹、腹腔镜和机器人手术入路,其标准术式是开腹入路(1 类)。美国安德森癌症中心的随机对照研究(LACC)和美国哈佛医学院的研究对微创治疗子宫颈癌提出了质疑,前瞻性随机试验表明,微创广泛子宫切除术与开腹广泛子宫切除术相比,无病生存率(DFS)和总体生存率(OS)较低。手术应遵守术中的"无瘤观念"原则。建议改进举宫方法,推荐"提吊举宫法",阴道断离前闭锁肿瘤下方的阴道,或经阴道断离,淋巴结切除后立即装入标本袋中,子宫标本取出后用注射用水冲洗盆腔、腹腔等措施。

(6) 广泛子宫颈切除术 + 盆腔淋巴结切除术 ± 腹主动脉旁淋巴结切除术:手术可经阴道、经腹(开腹、腹腔镜或机器人)入路。术式主要包括经阴道广泛子宫颈切除术联合腹腔镜淋巴结切除术(vaginal radical trachelectomy,VRT)、腹式广泛子宫颈切除术 + 盆腔淋巴结切除术(ART)、腹腔镜下广泛子宫颈切除术 + 盆腔淋巴结切除术(LRT)及机器人广泛子宫颈切除术 + 盆腔淋巴结切除术(RRT)。

手术注意事项:保留子宫体,在子宫峡部下 5mm 切除子宫颈、2cm 的阴道和一定范围的宫旁组织,吻合阴道上段与子宫峡部断端,同时环扎残留子宫颈组织。手术先行盆腔淋巴结切除术,送快速病理检查,如淋巴结病理结果阳性,改变手术方式为广泛子宫切除术。淋巴结病理结果为阴性继续行广泛子宫颈切除术,切除的子宫颈再次送快速病理检查,以确保子宫颈内口切缘阴性,并测量切缘阴性距离。子宫颈手术切缘距肿瘤的距离一般不少于8mm。但对鳞癌来说,5mm已足够,对腺癌应该8~10mm相对更安全。如切缘距离不够改行广泛子宫切除术。

经阴道广泛子宫颈切除联合腹腔镜下淋巴结切除(或前哨淋巴结显影)适用于经仔细筛选的IA2期或IB1期需要保留生育功能的患者。宫旁和阴道上段的切除范围同B型广泛子宫切除术,但保留子宫体。阴式手术对手术医生要求较高,对阴道手术非常熟悉,能准确分离输尿管及结扎子宫动脉分支。手术并发症包括术中大血管出血、输尿管、膀胱和肠道损伤。经阴道手术更容易感染。与ART相比,环扎缝合和子宫体保留操作困难增加。肿瘤直径大于2cm应慎重采用经阴道广泛子宫颈切除术,建议采用开腹手术。经腹广泛子宫颈切除术与经阴道途径相比能切除更多的宫旁组织,适用于IB1期和部分IB2期病例,手术范围类似C型广泛子宫切除术。其优点是可以更广泛地切除子宫旁组织。对于阴式手术经验不足、阴道解剖异常、肿瘤直径大于2cm、未产妇和肥胖患者经阴道手术难度增加,可选择经腹手术。经腹腔镜下广泛子宫颈切除术具有微创和视野放大的优势,比ART手术更容易保留子宫动脉、减轻粘连和更利于妊娠。手术创伤小,出血少。比VRT手术视野好,可以切除更宽的宫旁组织。美国安德森癌症中心的随机对照研究(LACC)和美国哈佛医学院的研究对微创治疗子宫颈癌提出了质疑,认为腹腔镜和机器人组不开腹组有较低的无瘤生存率和总体生存率。但在保留生育功能的广泛子宫颈切除术一般应用于IB1期以前的患者,LACC研究亚组分析中,腹腔镜和开腹手术两组生存分析差异无显著性。机器人广泛子宫颈切除术的优势是三维立体视野增加了手术层次感、多角度旋转的手术器械增加手术敏感性,缓震软件增加了手术精细性等特点,使其操作可以在更狭窄的空间进行。

手术适应证主要包括：ⅠA1 伴有 LVSI、ⅠA2~ⅠB1 及部分 ⅠB2 期有强烈要求保留生育功能的鳞癌、腺癌和腺鳞癌患者；年龄小于 45 岁；淋巴结阴性。手术并发症：包括原发性出血、输尿管、膀胱和肠道损伤，远期并发症由于宫颈狭窄、宫颈黏液缺乏、亚临床子宫内膜炎、粘连、亚临床输卵管炎等原因造成的不孕、胎膜早破、早产和中孕期流产。宫颈狭窄发生率为 10%~15%，占妊娠困难患者的 40%。关于 RT 术后妊娠时间有人建议术后半年以上考虑妊娠，也有学者主张 1 年内不要妊娠。目前，大量研究都支持 RT 的安全性和可行性。广泛子宫颈切除术后的复发率与广泛子宫切除术相当。VRT 的术后的总复发率为 3%~6%，死亡率为 2%~5%。

（7）盆腔脏器廓清术：盆腔脏器廓清术是指整块切除膀胱、内生殖器官、盆段输尿管、直肠及乙状结肠、盆腔腹膜及淋巴结。主要包括以下 3 种类型：前盆腔廓清术：对于累及膀胱的患者，切除整个膀胱、子宫和阴道。后盆腔廓清术：对于累及直肠的患者，切除阴道、子宫和累及的直肠。全盆腔廓清术：对于累及膀胱和直肠的患者，切除膀胱、阴道、子宫和直肠。盆腔脏器廓清术需要包括妇瘤科、肠外科、泌尿外科等多学科医师参与，涉及的手术方式也较多。在直肠切除的去脏术中，有保留括约肌的切除术和经腹会阴直肠切除术。在膀胱切除的去脏术中，涉及输尿管端端吻合术、输尿管膀胱植入术、回肠代膀胱术。手术中尽可能做到治疗性切除，把病灶切除干净。

适应证：主要用于部分年轻、全身情况较好的ⅣA 期及其他各期宫颈癌经放疗后盆腔中心性复发的宫颈癌患者或病灶持续存在者，采用盆腔脏器廓清术仍有治愈的可能。

盆腔脏器廓清术是复发性宫颈癌患者主要的手术方式，由于手术范围广，有一定的死亡风险，因此仅能用于那些有可能到达临床治愈的患者,同时需要充分评估患者的体能状况以及患者对手术需求程度。盆腔脏器廓清术需严格选择适宜人群。在选择合适人群时应特别注意以下几点:①术前必须有组织病理学依据确诊复发。②术前对患者进行全面细致的评估,PET/CT作为目前最敏感的无创性检查方法,可以检测患者是否存在远处转移,是最好的术前检查推荐。③盆腔脏器廓清术的潜在患者:指没有骨盆外或腹腔内复发的证据,肿瘤与盆侧壁有可以分离空间的患者。④但当存在单侧下肢肿胀,输尿管梗阻和坐骨神经痛三联征时,往往提示有难以切净的盆壁浸润,此时应放弃手术,改为姑息治疗。⑤术前和患者进行充分的沟通,详细向患者和家属解释手术及造瘘口相关并发症及相应的处理。在本术式开展的早期,手术死亡率高达18%。近年来,由于手术的不断改进,如盆腔填充、回肠代膀胱及阴道重建术等,使手术并发症及病死率明显下降,多数文献报道病死率小于10%,而5年生存率有明显的改善,达30%~60%。因此,凡放疗后盆腔内出现复发病灶,能够手术切除者,尽量先切除。

(8)子宫颈癌淋巴结切除术:子宫颈癌淋巴结切除术包括系统盆腔淋巴结切除术±腹主动脉取样或切除术、手术分期和前哨淋巴结显影。

适应证:IA1伴LVSI(+)、IA2、IB1、IB2和ⅡA1期行盆腔淋巴结切除±腹主动脉旁淋巴结取样术。IB3和ⅡA2期行盆腔淋巴结切除+腹主动脉旁淋巴结取样术(或腹主动脉淋巴结切除术);ⅡB~ⅣA行盆腔淋巴结切除+腹主动脉旁淋巴结切除术。

淋巴结手术方式包括开腹、腹腔镜和机器人手术。手术入路包括经腹膜和腹膜后入路。子宫颈癌的淋巴结转移是逐级的,很少发生跳跃转移,发生肠系膜下动脉水平至肾静脉水平的淋巴结转移非常少,为减少手术并发症,腹主动脉切除或取样通常限于肠系膜下动脉水平。盆腔淋巴结切除范围包括髂总、髂外、髂内和闭孔淋巴结。

分期手术：由于开腹手术患者开始放疗后的胃肠道不良反应明显增加，而微创手术患者恢复快，并发症少，未增加放疗的不良反应，是临床医生较多采用的分期手术方式。子宫颈癌随着期别的升高，腹主动脉旁淋巴结转移升高。放疗前准确评估淋巴结转移情况，尤其是腹主动脉旁淋巴结转移，对后续是否采取扩大照射野和联合治疗手段具有重要意义。手术分期不仅可以修正放射野及放射剂量，避免治疗不足或过度治疗，还可以切除肿大淋巴结，减少局部放射剂量，改善放疗效果，减少不良反应。对于年龄小于 40 岁的患者同时行卵巢悬吊术或卵巢冻存，保留生殖内分泌功能。

前哨淋巴结显影：前哨淋巴结是接受肿瘤淋巴引流的第一个淋巴结。如果阴性，则认为其余淋巴结无转移，无须切除。只切除前哨淋巴结，而不切除所有区域的淋巴结，可降低淋巴水肿的风险。前哨淋巴结通常位于髂外血管内侧、侧脐韧带外侧或闭孔窝上部。前哨淋巴结通常由病理学家进行超分期，从而可以更高程度地检测可能会改变术后处理的微转移。该技术已经被应用于经选择的I期子宫颈癌患者手术治疗中。前瞻性研究结果支持在早期子宫颈癌患者中检测 SLN 的可行性，并建议在大部分早期病例中可以安全地避免系统的盆腔淋巴结切除。尽管 SLN 可用于病灶直径达 4cm 的患者，但肿瘤直径 <2cm 时的检测率和显影效果最好。前哨淋巴结手术在宫颈癌中的应用和有效性尚未在常规临床实践中建立，目前国内大多数医疗单位尚未常规开展 SLN 检测，其前哨淋巴结切除术还不能代替系统淋巴结切除术。

3. 宫颈癌手术分型

（1）Priver 分型：1974 年 Piver-Rutledge-Smith 分型方法将广泛性子宫切除术分成五型（表 6-1）。他使宫颈癌的手术

表 6-1　广泛性子宫切除术 Piver 分型的手术范围及适应证

Piver 分型	手术范围					适应证
	子宫动脉	主韧带	宫骶韧带	阴道	淋巴结	
I型	宫颈筋膜外侧	宫颈筋膜外侧	宫颈筋膜外侧	宫颈筋膜外侧	不切除	I A1 期
II型	与输尿管交汇处结扎	从中间切断	靠近子宫切断	切除上 1/3	选择性切除肿大的淋巴结	I A2 期
III型	髂内动脉起始部结扎	全部切除	近骶骨处切断	切除上 1/2	常规行盆腔淋巴结清扫	I B1 期
IV型	必要时于盆壁结扎髂内动脉	全部切除	近骶骨处切断	切除上 3/4	常规行盆腔淋巴结清扫术	中央型复发
V型	结扎髂内动脉	全部切除	近骶骨处切断	切除上 3/4	常规行盆腔淋巴结清扫术	中央型复发累及远端输尿管或膀胱

术式规范化,指导临床40年,具有里程碑意义。但Piver分型因解剖标志描述不甚清楚,执行中差异较大,难以统一标准,特别是宫旁切缘标志不清,手术范围很难控制。

（2）Q-M分型:Q-M分型是一项新的基于解剖的广泛性子宫切除术的分型方法（表6-2）。于2008年由法国妇科专家Querleu和美国妇科专家Morrow共同提出,被视为新的里程碑。2011年捷克妇科专家Cibula对2008年版Q-M分型提出新的建议;2017年由多名妇科肿瘤专家对Q-M分型进行修订,其中纳入Cibula等三维化内容。Q-M分型应用国际通用的解剖术语,将广泛性子宫切除术分为A~D型,增加保留神经和宫颈旁淋巴结切除术的内容。与Piver分型相比,Q-M分型统一了手术中应用的解剖学术语,应用解剖学标志作为宫旁切除范围的分级方法,明确宫旁切除范围,是决定手术分型的标准。

（二）放射治疗

放射治疗是子宫颈癌最重要的治疗方法,所有期别的子宫颈癌均可行放射治疗,子宫颈癌放疗包括盆腔外照射和腔内近距离放疗。早期子宫颈癌可以选择根治性手术或根治性放疗,需根据患者的身体情况、患者意愿和病灶特点而决定,局部晚期子宫颈癌则以根治性放疗为主。

1. 放疗计划

（1）根治性放疗:根治性放疗需内外照射联合进行,同步增敏化疗。不同体积病灶要求"A"点剂量有所不同,早期病灶较小者,"A"点总量需达75Gy;巨块型病灶,"A"点总量要求超过85Gy,而非巨块型病灶,"A"点总量要达到80Gy。美国放射肿瘤学会（American Society for Radiation Oncology, ASTRO）指南指出,对IB3~ⅣA期宫颈癌患者,同步放化疗的5年生存时间可显著延长。这与美国国立综合癌症网络

表 6-2 Q-M 根治性子宫切除术的分类

Q-M 分型	主韧带	宫骶韧带	子宫膀胱韧带	阴道及阴道旁组织	输尿管
A - 最少切除宫旁组织	输尿管内侧，宫颈外侧部横断	近子宫段切除	近子宫段切除	一般在 1cm 以内，不切除阴道组织	不游离输尿管，以直观或触诊方式确定其位置及走行
B - 宫旁组织在输尿管隧道水平被切除	垂直输尿管隧道切除	部分切除	部分切除	阴道切除至肿瘤至少 10mm	切开输尿管隧道，暴露输尿管，向外侧牵拉
B1		只切除闭孔神经内侧的宫旁淋巴结			
B2		切除包括闭孔神经外侧的盆腔淋巴结			
C - 髂血管系旁组织横断至宫颈旁组织	切除至输尿管外侧	直肠旁切除	膀胱旁切除	切除距肿瘤 15~20 mm 的阴道及阴道旁组织	完全游离
C1		保留子宫深静脉下的盆腔内脏神经			
C2		不考虑保留神经			
D - 外周扩大根治术	向盆壁延伸切除范围	必要时切除部分肠段	必要时切断输尿管远端再植入膀胱	根据病变累及阴道情况，保证切缘阴性	完全游离
D1	结扎髂内系统分出的所有血管，暴露至坐骨神经根部				
D2	相当于 LEE R，切除需要的肌肉及筋膜				

(National Comprehensive Cancer Network,NCCN)指南推荐一致,顺铂是同步化疗药物首选,每周使用 1 次顺铂(40mg/m²)静脉给药。

(2)术后放疗:早期宫颈癌术后高危因素包括淋巴结转移、宫旁浸润和切缘阳性。中危因素包括宫颈间质浸润、淋巴血管间隙浸润、肿瘤大小等。具有任何一个高危因素者术后需行外照射 + 顺铂同步化疗 ± 阴道近距离放疗。目前,对早期宫颈癌术后具有中危因素者如何处理,尚存在争议。2022 年 NCCN 指南推荐鳞癌参考 Sedlis 标准(表 6-3),根据患者情况选择性放疗 ± 同步化疗。当腺癌或腺鳞癌合并其他任一因素(肿瘤直径≥3cm、LVSI+、外 1/3 间质浸润)时辅助放疗均可获益。术后放疗剂量一般为 45~50Gy。宫旁阳性或残留阳性淋巴结可以局部增加 10~15Gy。如有阴道受侵、阴道切缘或近切缘阳性的情况,采用近距离放疗对阴道残端补量。腹主动脉旁淋巴结转移者则需延伸照射野。

表 6-3　Sedlis 标准

淋巴血管间隙浸润	浸润深度	肿瘤大小 *
+	深 1/3	任何大小
+	中 1/3	最大径≥2cm
+	浅 1/3	最大径≥5cm
−	中或浅 1/3	最大径≥4cm

* 肿瘤大小根据术前影像学检查确定

(3)术前、术中放疗:有报道术前采用新辅助腔内放疗和/或联合新辅助化疗,目的是缩小肿瘤体积,提高手术切除率。术中放疗是对开腹术中存在有残留风险的瘤床或无法切除的孤立性或残留病灶进行单次、高聚焦的大剂量放疗,尤其适合放疗后复发的病例。

(4)姑息性放疗:姑息性放疗可用于缓解症状、延长生存时间。复发/远处转移患者可以针对腹主动脉旁、锁骨上淋巴结及脑转移灶进行短疗程放疗,单次大剂量放疗可使用8~12Gy,共3~5次。

2. 放疗技术及新进展

(1)盆腔外照射:常规照射计划常采用箱式四野或前后对穿野照射,近年来应用越来越少。精准放疗是以影像学为基础,精确勾画定义靶区,并考虑器官移动和摆位误差及质量控制,使肿瘤更准确地包括在照射范围内,最大可能地减少危及器官的受照射剂量。

肿瘤靶区(GTV)的勾画应结合妇科检查及影像学检查来确定,临床靶区(CTV)应包括 GTV 以及显微镜下可见的亚临床病变。计划靶区(PTV)应按摆位误差对上述对应靶区外放 2~5mm。根治性放疗应包括原发肿瘤区、宫旁区、淋巴结引流区。根治性盆腔放疗靶区:全部宫颈及宫体、上段阴道,宫旁、阴道旁及盆腔淋巴引流区域(髂总、髂内外、闭孔及骶前)。术后盆腔放疗靶区:阴道残端、上段阴道、阴道旁及盆腔淋巴引流区域。腹主动脉旁淋巴结转移者则扩大放疗野;下1/3 阴道受累者:盆腔靶区应包括全阴道及双侧腹股沟淋巴引流区。

宫颈癌放疗必须考虑其对周围危及器官(如直肠、膀胱、乙状结肠、小肠和骨骼)的潜在影响。在计算机优化下,调强放射治疗(intensity modulated radiation therapy,IMRT)技术可以得到高度的剂量适形和更陡的剂量梯度,可以在放疗中同时推高某一特定靶区的剂量,保证肿瘤区域获得高剂量照射,而正常器官受到的照射剂量较少。IMRT 可以安全地实施腹主动脉旁淋巴结预防照射及根治性放疗治疗。目前尚无证据表明 IMRT 在改善疾病特异生存和总生存方面比二维、三维适形技术有优势。回顾性研究证实,相对于二维及三维适形放疗,IMRT 可明显降低急性和慢性不良反应。NCCN

指南推荐 IMRT 可以取代传统远距离照射,有条件者应首选 IMRT。

(2) 腔内近距离放疗:腔内近距离放疗是子宫颈癌放疗治疗的重要组成部分,近距离放疗包括高剂量率和低剂量率,越来越多的研究表明,高剂量率腔内放疗具有更好的病灶局控率及更少的并发症,故目前推荐采用高剂量率进行近距离放疗。施源器置入后,应用模拟机定位,以 A 点、B 点为参考点设计治疗计划(A 点位于阴道穹窿上方 2cm 旁开 2cm 处,A 点同一水平外侧 3cm 处为 B 点),其中"A"点代表宫颈剂量,"B"点代表宫旁剂量,"A"点剂量主要由腔内放疗贡献,"A"点剂量通常为每次 5~6Gy,每周照射一次,总量 30~40Gy。"B"点剂量主要由外照射贡献,总剂量 45~50Gy。

对接受近距离放疗的子宫颈癌患者,建议进行实时影像学检查。然而,实时影像学实施较为困难,在不能进行实时影像学的情况下,放疗中应有 2~3 次临床和影像疗效评估,必要时重新定位,以确定个体化治疗剂量。推荐基于 MRI 或 CT 定位图像的三维计划设计,MRI 可以为残留疾病提供最佳的软组织成像,可以显示施源器官周围的肿瘤和正常组织,因此,应用 MRI 图像勾画靶区越来越普遍。然而,三维技术操作时间较长,难以像二维技术一样高效,因此,如果无法执行基于三维的计划,则建议选择基于二维的定位计划。临床工作中还需要根据医疗单位及患者具体情况进行治疗方案的研究和调整,以提高子宫颈癌治疗水平。

(三) 化学治疗

子宫颈浸润癌无论病理类型如何,其治疗方式主要为手术、同期放化疗或以上治疗手段的联合应用,根据肿瘤期别选择不同的治疗方案。子宫颈癌的化疗主要应用于术后辅助治疗、放疗同期增敏化疗,以及晚期复发性宫颈癌的联合化疗、新辅助化疗、姑息性化疗等。总体来说,顺铂作为单药或与其他药物联合使用一直被公认为是子宫颈癌全身治疗的基础,也是最有效的化疗药物。

1. **同期放化疗应用方案** 同期放化疗:在放疗的同时应用以铂类为基础的化疗。主要适用于:

(1) 早期浸润性宫颈癌根治术后,根据病理危险因素如高危(切缘或接近阴道切缘阳性、宫旁受侵、淋巴结转移)或中危因素 Sedlis 标准(淋巴脉管间隙浸润、宫颈间质受侵深度、肿瘤大小)等决定术后的辅助治疗,如盆腔外照射 + 腔内近距离放疗 ± 同步化疗。

(2) 中晚期宫颈癌初始治疗,如盆腔外照射 + 腔内近距离放疗 + 同步化疗。

同步化疗一般采用在外照射过程予以顺铂 $40mg/(m^2 \cdot w)$ (适当水化)化疗,不能耐受者可采用卡铂(AUC=2),连用 5~6 周期,对放疗具有协同作用,可增加肿瘤对放疗的敏感性。

2. **复发性或转移性宫颈癌的治疗方案** 联合或不联合放疗的化疗方案是治疗复发性或转移性宫颈癌的基础。近年来,对于复发性或转移性宫颈癌的患者,越来越多地采用双药和三药联合的化疗方案。其中顺铂是目前公认的对转移性宫颈癌最有效的化疗药物。目前研究显示采用以顺铂为基础的联合化疗的反应率、无进展生存期均优于顺铂单药。

GOG 240 的Ⅲ期临床随机试验结果显示,与单独使用顺铂 + 紫杉醇相比,将贝伐单抗联合到顺铂 + 紫杉醇中可显著改善患者的 OS(HR=0.73;95%CI 0.54-0.99;P=0.04)。因此,专家组将"顺铂 + 紫杉醇 + 贝伐单抗"的联合化疗推荐为治疗复发性或转移性子宫颈癌的"首选"方案(证据等级 1 级),其他非铂类的三药联合方案移至其他推荐方案中。

具体执行方案参考:紫杉醇 $135mg/m^2$,静脉滴注;d1+ 顺铂 $50mg/m^2$,静脉滴注;d1+ 贝伐单抗 15mg/kg,静脉滴注;d1

或紫杉醇 135mg/m^2 静脉滴注;d1+ 卡铂 AUC=5,静脉滴注; d1 + 贝伐单抗 15mg/kg,静脉滴注。

另外,根据 JCOG 0505 的Ⅲ期试验的结果,专家组认为 "卡铂 + 紫杉醇" 方案是对之前接受过顺铂无法耐受患者的首选一线治疗方案。

3. 新辅助化疗方案 宫颈癌新辅助化疗主要适用于局部晚期宫颈癌,在手术或放疗前行 2~3 周期的化疗。新辅助化疗以铂类为基础的联合化疗优于单药,以铂类 + 紫杉醇类最为常见,最优的联合方案尚无定论,目前针对新辅助化疗 NCCN 指南及 ESMO 指南未做明确的推荐。

4. 姑息性化疗方案 姑息性化疗主要为无法耐受手术或放射治疗的转移性或复发的患者,往往采用单药化疗,而顺铂是目前推荐最有效的一线药物,卡铂或紫杉醇也都是合理的一线单药方案。

具体执行方案参考:顺铂 50mg/(m^2·3w)证据等级(证据等级 2A);卡铂 400mg/(m^2·4w)(证据等级 2A)。

5. 其他二线化疗方案 其他可选择的二线推荐化疗药物有贝伐单抗、白蛋白紫杉醇、多西他赛、5-FU、吉西他滨、异环磷酰胺、伊立替康、丝裂霉素、拓扑替康、培美曲塞和长春瑞滨(证据等级 2B)。

(四)免疫治疗

传统的手术和放化疗对于中晚期子宫颈癌(除鳞癌以外)的疗效有限。转移性和复发性子宫颈癌的一线方案以紫杉醇 + 卡铂/顺铂 ± 贝伐珠单抗为主,二线方案以单药化疗为主,但疗效并不理想,应答率仅为 15%~20%,中位总生存时间不足两年。而利用自身免疫系统攻击肿瘤细胞以治愈肿瘤的新兴疗法——肿瘤免疫治疗,已经成为继手术、放疗、化疗之后的第四大肿瘤治疗方法,也为晚期及复发性子宫颈癌的治疗带来了新的希望。

子宫颈癌的主要病因是高危型人乳头状瘤病毒(human papillomavirus,HPV)持续性感染,当机体免疫功能下降时,病毒可通过逃避免疫入侵机体。因此,免疫治疗对于病毒介导的子宫颈癌疗效值得肯定。肿瘤免疫治疗的关键即在于重塑持久而有效的抗肿瘤免疫反应,具体包括免疫检查点抑制剂、治疗性疫苗、过继性 T 细胞疗法等。

1. **免疫检查点抑制剂** T 细胞表面的程序性死亡受体 1(programmed cell death 1,PDCD1,也称为 PD-1)与肿瘤细胞表面的程序性死亡受体配体 1(programmed cell death 1 ligand 1,PDCD1LG1,也称为 PD-L1)结合,可抑制 T 淋巴细胞的增殖和活化,促进肿瘤细胞免疫逃逸。子宫颈癌样本的生物学特征显示与免疫治疗相关的 CD274 基因(PD-L1 或 B7-H1)和 DCD1LG2 基因(PD-L2)的显著性扩增。研究显示,子宫颈上皮内瘤样病变细胞的 PD-L1 表达率达 95%(20/21),而子宫颈鳞癌的 PD-L1 的表达率为 80%(56/70)。子宫颈癌淋巴结转移与 T 细胞表面 PD-1 的表达及抗原提呈细胞(antigenpresentingcell,APC)表面 PD-L1 的表达量增加相关,PD-L1 阳性表达导致了子宫颈癌的发生和转移。大多数子宫颈癌病例与高危型 HPV 16 和/或 18 相关,这些 HPV 编码 E5、E6 和 E7 蛋白,驱动恶性转化。这些蛋白参与 PD1/PD-L1 信号通路,导致 PD-L1 表达增加,促使免疫逃避。持续性 HPV 感染在子宫颈癌发病机制中有着重要作用,使这种疾病可以受益于免疫检查点抑制剂(immune checkpoint inhibitors,ICIs)的治疗。

KEYNOTE-028、KEYNOTE-158、CheckMate-358 和 KEYNOTE-826 四项临床试验证实了 PD-1/PD-L1 抑制剂在子宫颈癌中的抗肿瘤效果。在 KEYNOTE-826 中,对照组接受含铂联合化疗(紫杉醇联合顺铂或卡铂)± 贝伐珠单抗,研究组接受帕博利珠单抗 + 含铂联合化疗 ± 贝伐珠单抗。结果显示,无论是否加用贝伐珠单抗,帕博利珠单抗联合治疗组均带来获益。研究组的总生存(over-all survival,OS)相比对照组提高 33%,中位 OS 分别为 24.4 个月和 16.5 个月 (*HR*=0.67;95% *CI* 0.54-0.84;*P*<0.001)。帕博利珠单抗联合组还显著延长了无进展生存期(progress free survival,PFS,PFS),中位 PFS 分别为 10.4 个月和 8.2 个月(*HR*=0.65;95% *CI* 0.53-0.79;*P*<0.001)。基于该研究结果,2022 年美国国立综合癌症网络(National Comprehensive Cancer Network,NCCN)子宫颈癌指南中推荐将帕博利珠单抗 + 顺铂/卡铂 + 紫杉醇 ± 贝伐珠单抗用于 PD-L1 阳性的复发或转移性子宫颈癌的一线治疗。将帕博利珠单抗用于化疗中或化疗后疾病进展、PD-L1 阳性或 MSI-H/dMMR 的复发或转移性子宫颈癌的二线治疗;纳武利尤单抗用于 PD-L1 阳性的复发或转移性子宫颈癌的二线治疗。

EMPOWER-Cervical1/GOG-3016/ENGOT-cx9 Ⅲ 期临床研究比较了西米普利单抗与医生选择的化疗方案(培美曲塞、伊立替康、拓扑替康、吉西他滨、长春瑞滨)在铂治疗 6 个月内进展、≥1 线治疗的晚期子宫颈癌患者中,中位随访 18.2 个月,无论 PD-L1 状态如何,西米普利单抗组的 OS 比化疗组显著获益,中位 OS 分别为 12 个月和 8.5 个月,鳞癌和非鳞癌亚组均有获益。应答率令人鼓舞,ORR 为 16.4%,中位缓解持续时间(duration of response,DOR)为 16.4 个月。

免疫抑制剂单药治疗复发难治性子宫颈癌具有较好的安全性,但总体缓解率偏低。如何进一步筛选出对免疫治疗反应性好的患者,寻找免疫治疗相关生物标记物是当下研究的热点及难点。HPV 感染状态、PD-L1 的表达、MSI-H/dMMR、TMB、肿瘤浸润淋巴细胞数、肠道菌群及肿瘤微环境等指标是评估子宫颈癌 ICIs 治疗临床疗效的潜在生物学指标,有待进一步深入研究。

为提高 ICIs 的疗效,拓展治疗的适应证,近年来越来越多的联合治疗方案应用到临床试验中,如联合化疗、联合放疗、联合抗血管生成药物、联合其他 ICIs 等。目前正在进行的 NCT04221945 是一项Ⅲ期随机安慰剂对照研究,旨在评估帕博利珠单抗联合同步放化疗与单纯同步放化疗治疗局部晚期子宫颈癌的疗效。同时,NCT03830866 是另一项Ⅲ期随机安慰剂对照研究,旨在评估度伐利尤单抗联合同步放化疗与单纯同步放化疗治疗局部晚期子宫颈癌的疗效。这两项研究可能会对局部晚期子宫颈癌的治疗带来重大突破,或可减少局部晚期子宫颈癌的复发转移率,结果令人期待。尚在进行的 NCT02921269 临床试验采用了顺铂 + 紫杉醇 + 贝伐珠单抗 + PD-1 抑制剂阿特珠单抗的治疗方案,旨在探索联用 PD-1 抑制剂是否可进一步提升复发及转移性子宫颈癌一线治疗方案的疗效,研究结果有望在 2023 年公布。此外,如何在单独或联合采用 PD-1/PD-L1 抑制剂时,最大限度地降低不良反应发生率和提高临床疗效,尚需进一步的研究。

2. **HPV 治疗性疫苗**　子宫颈病变中主要致癌 HPV 基因型早期蛋白 E6 和 E7 的持续表达是设计免疫治疗策略的理想靶点。目前,多种治疗性疫苗已用于临床前模型和临床试验,主要的疫苗类型包括核酸疫苗(DNA 疫苗、RNA 疫苗)、多肽疫苗、细菌载体疫苗、病毒载体疫苗、肿瘤细胞疫苗、树突状细胞类疫苗和新型嵌合疫苗。其基于 HPV 早期蛋白 E6、E7 的基因结构及蛋白功能进行设计,经结构修饰与改造后,诱发机体产生细胞免疫反应。李斯特菌是目前研究最广泛的细菌载体。ADXS11-001 是一种生物工程的减毒活单核细胞增生性李斯特菌疫苗。ADXS11-001 的 GOG/NRG0265 研究的初步结果显示在先前治疗过的复发或转移性子宫颈癌患者中,12 个月的 OS 率为 38.5%。在 ADXS11-001 的Ⅱ期研究中发现,联合或不联合顺铂治疗晚期子宫颈癌其 12 个月的 OS 率为 34.9%。目前将 ADXS11-001 作为放化疗后高风险的局部晚期子宫颈癌患者的辅助免疫治疗的Ⅲ期临床试验正在进行中(NCT02853604),这也是迄今为止唯一一种已经进入Ⅲ期临床试验的治疗性子宫颈癌疫苗。

3. **过继性 T 细胞治疗** 过继性 T 细胞治疗(adoptive T-cell therapy,ACT)是指将自体或异体肿瘤特异性 T 细胞在体外经过扩增后回输至患者体内杀伤肿瘤的疗法,其主要包括肿瘤浸润 T 细胞(tumor infiltrating lymphocyte,TIL)、T 细胞受体修饰的 T 细胞(T-cell receptor therapy,TCR-T),以及嵌合抗原受体 T 细胞(chimeric antigen receptor T cell,CAR-T)。与治疗性疫苗相比,这种方法产生的抗原特异性细胞的数量更多。NCT03108495 是一项评估 TIL 在复发转移性子宫颈癌患者的安全性和有效性的Ⅱ期临床试验,9 例患者在接受 HPV-TILs 治疗后,有 2 例达到了完全缓解,1 例达到部分缓解,2 例完全应答患者持续应答时间分别为 22 个月和 5 个月。Zsiros 等报道,该疗法比单纯使用治疗性疫苗更能获得 10 倍以上的 T 细胞。innovaTIL-04 研究结果显示 27 名复发、转移性或持续性子宫颈癌患者中,TILs(LN-145)疗法达到 44% 的客观缓解率和 11% 的完全缓解率,疾病控制率为 89%。这些患者平均接受过 2.4 种的前期疗法,在中位随访 7.4 个月时,10 名患者的症状得到持续缓解,中位响应持续时间还未达到。这些研究证实了 ACT 疗法在晚期子宫颈癌治疗中的可行性。

综上,子宫颈癌免疫治疗中 ICIs 已经用于临床中,其余的免疫治疗手段尚在临床前研究阶段,有较好的研究前景,ICIs 为复发或转移性子宫颈癌的治疗带来了获益,但努力改善子宫颈癌对 ICIs 的反应方面仍存在重大挑战。其中一个关键在于除了 PD-L1 表达、高 TMB 或 MSI-H/dMMR 以外，还缺乏更可靠的生物标记物，即使在有这些已建立的生物标记物的肿瘤中，应答率仍不十分理想。早期报道的 ICIs 双抗(抗 PD1/PD-L1 和抗 CTLA4)和 ICIs+ 抗血管生成治疗的疗效有所改善。合理设计的临床试验，结合生物标记物发现和联合治疗策略，包括联合 PARP 抑制剂、治疗性疫苗和/或放疗等，以期进一步扩大子宫颈癌免疫治疗的适宜人群、提高疗效，为更多的子宫颈癌患者带来更多的生存获益。

(五) 辅助治疗

子宫颈浸润癌根据不同的分期，治疗原则不同。早期子宫颈浸润癌以手术治疗为主，根据术后病理的高危、中危因素来决定是否需要辅助治疗。规范的辅助治疗，能够明显降低患者的复发率，提高生存期。尽管国际、国内有多个指南，但在临床实践中子宫颈浸润癌的辅助治疗却仍存在着过度或不足的情况。

本书所推荐的术后辅助治疗涉及放化疗部分参考 2021 版 NCCN 指南(详见本章放射治疗与化学治疗部分)。

子宫颈浸润癌术后辅助治疗的管理对于改善患者的生活质量有着非常重要的意义，术后辅助治疗的开展需要医生、护士、家属及患者方的配合。

子宫颈浸润癌手术创面大、涉及盆腔脏器较多，因此术后患者易出现机体应激反应、疼痛、下肢静脉血栓、膀胱功能障碍、排便功能障碍、盆腔淋巴囊肿等情况，所以合理的术后辅助治疗方案对于患者的恢复及预后尤为重要。对于手术患者可以考虑引入快速康复理念，减少机体应激反应，缓解疼痛，术前、术中、术后止疼的药物干预。预防下肢静脉血栓，可根据术前的血栓风险评分选择相应的方案，如抗凝药物联合气压治疗仪等,同时护士指导患者进行床上活动及踝泵运动,指导家属协助手法按摩,医生查房时注意双侧下肢皮温及双下肢肿胀及疼痛情况。膀胱功能障碍以及排便功能障碍的发生主要与盆腔神经损伤有关,患者术后护理团队应该进行盆底康复训练指导,如凯格尔运动等。如条件允许可于术后第 3 天同时应用盆底生物反馈电刺激训练或请康复科医生进行手法康复训练等。盆腔淋巴囊肿的预防需要术中与术后双重配合。术中要注意精细操作,进行淋巴结切除时可以使用双极电凝、超声刀、百克钳等能量器械,尽量闭合较大的淋巴管以减少淋巴液的渗出,同时要注意避免过度损伤周围的脂肪组织和淋巴管。淋巴切除术后可以选择开放后腹膜,这样有利于大网膜及腹膜吸收淋巴液。注意放置引流的时间不宜过长,否则会增加淋巴囊肿形成的风险。

针对子宫颈浸润癌患者提高全身免疫力也有一定的辅助治疗作用,这类药物通常包括:①人和动物免疫系统药物,胸腺肽、脾氨肽等;②生物制剂,如免疫球蛋白;③中药,如黄芪、灵芝等;④化学合成剂,如多种维生素、胸腺法新等。针对免疫力低下的肿瘤患者可以妥善使用上述增强免疫力药物,同时叮嘱患者合理膳食、营养均衡,保障充足睡眠时间,保持情绪稳定,适当的运动等,这些都是能够增强免疫力的好办法。

子宫颈浸润癌的术后辅助治疗方法有很多,本书仅列举了最为常见的一些情况,针对每位患者我们在常规治疗的基础上要注意个体化的术后辅助治疗方案,这样才能达到最佳的治疗效果。

(六) 特殊类型子宫颈癌的处理

宫颈恶性肿瘤除了最常见的鳞癌、腺癌外,还有一些特殊病理类型,如宫颈小细胞神经内分泌癌、宫颈胃型腺癌、宫颈印戒细胞癌等,临床中对于不同类型的宫颈癌有不同的处理特点,下面将对以下 11 种特殊类型宫颈癌的处理特点进行阐述。

1. 宫颈小细胞神经内分泌癌 宫颈小细胞神经内分泌癌通常与 HPV 感染相关,其中以 HPV16 和 HPV18 型多见。

肿瘤局限在子宫颈的患者首选根治性子宫切除 + 盆腔淋巴结切除 ± 腹主动脉旁淋巴结取样,术后行化疗或同期放化疗。亦可选择新辅助化疗后考虑间歇性全子宫切除术,术后辅助性放疗。

肿瘤超越宫颈但无远处转移时,首选同期放化疗 + 近距离放疗 ± 辅助性化疗;若局部病灶持续存在或局部复发,考虑全身治疗/姑息支持治疗/盆腔廓清术。

对于远处转移的患者,适合局部治疗者可考虑局部切除 ± 个体化放疗,或个体化放疗 ± 全身系统治疗;不适合局部治疗者,全身系统性治疗或支持治疗。

2. 宫颈大细胞神经内分泌癌 非常罕见,大多数患者为 HPV 16 或 HPV 18 阳性。

早期患者的治疗方案为根治性手术,化疗和/或放疗可用于早期辅助治疗或晚期患者。癌常见的化疗方案为铂类药物联合依托泊苷或伊立替康。手术后添加铂类或联合铂类和依托泊苷也能延长患者的生存期。

3. 宫颈胃型腺癌 宫颈胃型腺癌的发生与高危型 HPV 感染无关,病理学诊断是确诊依据,必要时需结合免疫组化检测。

目前宫颈胃型腺癌尚无治疗标准,应在遵循子宫颈癌治疗规范的基础上,进行个体化治疗。由于其侵袭性高,国内专家共识不推荐保留生育功能和保留卵巢。早期者建议手术治疗,行广泛性子宫切除术 + 盆腔淋巴结切除术 ± 腹主动脉旁淋巴结切除术,同时建议切除双侧附件、大网膜、阑尾及盆腹腔内转移病灶。对于子宫颈局部为早期且存在可切除的盆腹腔转移灶的患者,行肿瘤细胞减灭术后辅助放化疗。局部晚期者行放化疗,若合并盆腔包块,可行包块切除术后放化疗。

4. 宫颈原发印戒细胞癌　宫颈原发印戒细胞癌的原发灶多为胃肠、乳腺、肺部、卵巢等部位。HPV18 型感染对提示宫颈原发印戒细胞癌有较高的临床意义。

目前研究认为对于首发以及复发患者,尽可能行手术治疗,术后根据病理结果联合放化疗等综合治疗。

5. 宫颈绒毛管状腺癌　宫颈绒毛管状腺癌属于宫颈腺癌的一种特殊类型,其发病年龄较轻,患病人群多为育龄期女性。发病多与高危 HPV(16 /18)感染、口服避孕药等因素相关。

鉴于其发病人群多为有生育要求的育龄期女性,所以治疗方案倾向于保守,IA1 期无生育要求者可行筋膜外全子宫切除术,若患者有生育要求,可行宫颈锥切术,切缘阴性则定期随访。IA2 期行次广泛子宫切除术 + 盆腔淋巴结切除术。要求保留生育功能者,可选择宫颈锥切术(切缘阴性)或根治性宫颈切除术及盆腔淋巴结切除术。对于卵巢是否保留的问题,仍存在较大争议,保留卵巢可以改善生活质量,但是安全性并不确定。

6. 宫颈透明细胞腺癌　宫颈透明细胞腺癌的发病年龄存在双峰,第一个高峰年龄为 17~37 岁,病因多为胎儿期的二甲基己烯雌酚(DES)暴露。第二个发病高峰年龄为绝经后,多无 DES 暴露史,致病因素尚不明确。

宫颈透明细胞腺癌早期采取手术为主要的治疗方式,多采用广泛子宫切除加盆腔淋巴结切除和/或腹主动脉旁淋巴结切除术,对于早期渴望保留生育功能的患者,经严格筛选,可根据其个体化考虑行根治性宫颈切除或宫颈锥切术。对于晚期及不能手术者多采用放疗和/或化疗方案。部分局部晚期患者,可先行新辅助化疗,以提高手术切除率和放疗敏感度。

7. **宫颈淋巴瘤** 宫颈淋巴瘤占所有宫颈恶性肿瘤的比率不到 1%,通常发生于绝经前妇女,大多数为非霍奇金淋巴瘤。

对于早期宫颈淋巴瘤患者,放疗是最主要的治疗方式。化疗联合靶向治疗对于早、晚期患者均能有较好的获益。对于术前诊断已经明确的患者,手术治疗存在争议。目前,尚无明确的证据表明子宫切除术可以提高宫颈淋巴瘤患者生存率。

8. **宫颈黑色素瘤** 宫颈黑色素瘤很少见,主要表现为阴道流血,无标准治疗方案,整体预后差。

手术是早期宫颈黑色素瘤首选疗法,主要手术方式为根治性子宫切除术、盆腔淋巴结清扫和部分阴道切除术。对于不适合根治性手术的宫颈黑色素瘤患者,盆腔外照射 ± 腔内照射是姑息性治疗方式的一种。靶向及免疫治疗在晚期黑色素瘤患者治疗中效果良好。

9. **宫颈玻璃样细胞癌** 属于宫颈低分化腺鳞癌的一种,约占宫颈癌的 1%,早期发现、广泛全子宫切除术 + 放疗、铂类化疗均可提高生存率,但对于晚期患者而言,手术和放疗几乎无效。

10. **宫颈腺样囊性癌** 在宫颈癌中占不足 1%,好发于绝经后女性,对放疗敏感,手术联合放化疗可延长生存期,最常用的化疗药物是顺铂,也可选择博来霉素、多柔比星、5-氟尿嘧啶。

11. **宫颈胚胎性横纹肌肉瘤** 常发生于青少年,表现为宫颈息肉或多发性宫颈息肉。宫颈锥切术或息肉切除术能明确诊断,减轻症状。治疗上倾向于保守手术,为了保留生育能力可行根治性宫颈切除术。对于早期患者,联合化疗、手术、限制性放疗可以提高治愈率,预后好。对于不能耐受大剂量化疗的复发患者,可使用放疗。手术和化疗是宫颈胚胎性横纹肌肉瘤的主要治疗方法。

(七) 姑息治疗

姑息治疗是提高那些面临危及生命的疾病相关问题的方法。当抗癌治疗可能不再获益发展到进展期(转移、复发或病情持续)时,以姑息治疗为主,对象为无法根治的晚期癌症患者。姑息治疗主要是缓解癌症及抗癌治疗所致的症状,减轻痛苦,改善生活质量,支持治疗,保障治疗期间的生活质量以及短期控制病情进展。

对于子宫颈癌而言,姑息治疗是对于大多数进展期子宫颈癌患者的治疗选择。目前进展期(转移、复发或病情持续)子宫颈癌患者仍无治愈的可能,对治疗的有效性只是暂时的,并不能带来更长的生存期。然而,为此生存期的延长将付出更为严重的代价,如骨髓抑制、脏器的穿孔、出血、血栓事件等对全身重要脏器带来的不良后果。尽管在临床上对子宫颈癌的姑息治疗方面采取了积极地治疗措施。然而,它们对晚期患者有明显的副作用和有限的疗效。

因此,减轻或缓解症状,提高患者生存率为目标,提高子宫颈癌姑息治疗效果方面,优化治疗方案尤为重要。依据国内外对子宫颈癌姑息治疗的临床研究,姑息治疗经评估患者全身情况,可选择:①加强以铂类药物为基础的联合化疗;②对转移性病灶进行个体化放疗;③全身广泛转移者进行全身系统治疗,控制病情进展;④加强对症治疗,营养支持,改善生存质量。

1. **姑息化疗**　姑息化疗主要用于不能手术或不能放疗

的复发、转移、病情持续的子宫颈癌患者。大多数晚期子宫颈癌患者的治疗主要是姑息性化疗。目前最大的问题仍旧是子宫颈癌患者多为晚期患者，而绝大多数复发性子宫颈癌患者化疗效果是有限的，晚期子宫颈癌患者接受姑息化疗产生的安全问题需要关注。

2018 年 NCCN 子宫颈癌治疗指南推荐的用于复发或转移癌的一线化疗方案：顺铂联合紫杉醇、顺铂联合紫杉醇及贝伐单抗、紫杉醇联合拓扑替康及贝伐单抗、顺铂联合吉西他滨为一类推荐方案；卡铂联合紫杉醇作为接受过顺铂治疗的患者首选；除此之外，顺铂联合拓扑替康、顺铂联合吉西他滨、拓扑替康联合紫杉醇也是备选方案。总之，以铂类为基础的联合化疗作为复发性、转移性、持续性子宫颈癌的标准治疗。

尽管美国 FDA 已经批准贝伐单抗 + 化疗用于进展期子宫颈癌，两药联合化疗仍是大多数患者的治疗选择，但是两药联合化疗作为标准治疗的安全性很重要。贝伐单抗可用于复发晚期的子宫颈癌。近期贝伐单抗联合化疗方案是进展期子宫颈癌治疗的一大进步，将患者的中位生存期从 13.3 个月延长到 17 个月，但并不能带来 2~3 年的生存期。

2. **姑息放疗** 子宫颈癌的姑息性放疗适用于盆腔病变晚期、盆腔外有侵润或术后复发转移的患者，可选用姑息性放疗以提高生存期，通常可以用姑息性放疗来缓解症状。主要以个体化放疗 + 全身系统性治疗。考虑到复发、转移、病情持续的晚期子宫颈癌患者的预期生命较短，姑息性放疗通常采用短期内大剂量放疗，而不是常规的放疗模式。近年来，子宫颈癌近距离放射治疗的个体化计划已被广泛采用。晚期子宫颈癌的姑息放疗计量基本同于治疗剂量，但由于有直肠或膀胱侵犯，应尽量采用个体化放疗。对于严重阴道出血的患者，可以尝试短程外照射治疗（external beam radia tion

therapy EBRT）。肿瘤表面出血多，可采用阴道施源器，如果失败采取腔内近距离放疗（intracavitary radiotherapy，ICRT）可以非常有效地控制顽固性出血，通常在放疗 12~48 小时后控制出血。对于颈部淋巴结、肺、肝脏等转移病灶，根据患者全身情况可考虑根治性放疗。

3. **综合姑息治疗** 对于子宫颈癌晚期，有不同器官远处转移的患者，在患者身体状况允许情况下，从提高生活质量、减轻肿瘤负荷的角度考虑，进行手术或支持治疗更为有益。对于膀胱的转移或输尿管下端的梗阻可采取输尿管的外置手术，直肠的转移采取肠外置手术，对于转移到肺部的子宫颈癌、较大的孤立性肺转移瘤，手术结合化疗能够提供更好的预后。对于转移到骨的子宫颈癌，同步化疗是有希望的。脑转移的子宫颈癌，姑息性脑放疗是治疗多灶脑转移的更合适的方法。对于孤立性脑转移瘤，开颅术联合放疗是最佳选择。化疗最初可考虑用于多发性脑转移和其他器官转移的患者。对于那些不适合手术的患者，放化疗可能是最佳选择。无论是个体化或全身系统姑息治疗带来的生存期的改善，毒性反应、经济问题仍然是在全球广泛推行的重要障碍。根据几年前发表的系列报道，姑息治疗的效果持续时间较短，持续约 4~6 个月。平均总生存期通常不超过 13 个月。姑息治疗的毒性包括血液毒性（骨髓抑制）、胃肠毒性、皮肤毒性，为常见的毒副作用。姑息治疗中出现的疼痛、厌食、便秘、尿痛、疲乏、呼吸困难、呕吐、咳嗽、口干、腹泻、吞咽困难等症状，可严重影响患者的生活质量。只要患者接受足够的医疗支持治疗，这些毒副作用都是可以克服的，并非主要问题。在姑息治疗中，对于出现的症状给予重视，可从以下几个方面及时采取治疗措施改善。

（1）出现血液毒性反应及时用升白药、血液制剂等，出现严重的骨髓抑制时可临时停止放化疗。

(2) 对于胃肠毒性反应出现的症状给予重视,积极地支持治疗,改善症状,以免发生电解质紊乱、伪膜性肠炎等严重并发症的发生。

(3) 针对皮肤黏膜的毒性反应对症处理,加强护理。

(4) 加强营养支持,调整饮食结构,保证营养物质的摄入。

(5) 缓解癌性疼痛,在有限的生存期内减轻患者痛苦。

(6) 重视精神心理问题和心理照护。

在姑息治疗过程中或治疗停止短期内,可使病情继续进展,恶化而导致肾衰竭、输尿管梗阻、出血、淋巴水肿和瘘管形成等,在全身衰竭的情况下,可给予相应的支持治疗,必要的护理。

五、随访

对子宫颈癌患者进行随访的目标包括:了解患者回归社会后的生活和生存状态,对患者的生理和心理给予支持和指导,预防和减少肿瘤治疗对性生活、婚姻及家庭带来的冲击,早期发现复发者,评估治疗策略的远期结果。

1. **随访间隔** 治疗后 2 年内每 3~6 个月随访一次,第 3~5 年每 6~12 个月随访一次,5 年以后每年 1 次。高危患者应缩短随访的时间间隔(如第 1~2 年每 3 个月 1 次),低危患者可适当延长(如每 6 个月 1 次)。至少每年进行 1 次子宫颈(保留生育功能者)或阴道的脱落细胞学和人乳头瘤病毒(HPV)检查。

2. **随访内容** 随访时需进行细致的临床评估,了解患者有无局部或全身的不适,如阴道出血或排液、体重减轻、厌食、咳嗽等,有无性生活不适,有无盆腔、背部或腿部的疼痛,有无下肢水肿及行走不便等。

- 体格检查,包括阴道窥器检查及盆腔检查。
- 对不良事件进行评估。
- 预防和管理与肿瘤治疗有关的不良反应,如性功能障碍等。
- 如果出现邻近器官相关的症状,应考虑转诊到相应的专科门诊(如胃肠外科、泌尿外科)。
- 与患者讨论并推荐健康的生活方式,在营养、运动、控制体重、戒烟及性健康等方面进行指导,让患者了解肿瘤治疗对其潜在的影响,了解可能复发的相关症状。
- 对于因治疗而提前绝经的子宫颈癌患者可考虑进行激素替代治疗。保留子宫者,用雌激素和孕激素联合替代;已切除子宫者,用单一雌激素替代治疗。
- 最低限度的随访包括病史采集和全面的体格检查,需由妇科肿瘤专业有经验的医师来完成。有条件者包括全身体检、妇科检查、鳞状上皮细胞癌抗原、细胞角蛋白等肿瘤标志物检测、子宫颈或阴道残端细胞学(TCT)和 HPV 检测。必要时行阴道镜检查及活检、胸片/胸部 CT、盆腹腔 CT 或 MRI、超声、全身浅表淋巴结检查。
- 根据症状、体征怀疑复发时可进行相关实验室和影像学检查,如血常规、血尿素氮、肌酐等。
- 随访中不需常规进行影像学检查,有症状或怀疑复发时可选用。

(1) 怀疑复发者:在治疗前需经病理证实。对于肿瘤未控制或已复发者,治疗前需要进一步行影像学检查或手术探查来评估病情。

- 如实验室、影像学检查阳性,在考虑挽救性治疗的患者中,应进行全身 PET-CT 检查。同样,对于怀疑复发的患者,当其他影像学检查结果不明确时,可以增加 PET-CT 检查。

(2) 保留生育功能者治疗后随访

• 所有接受保留生育功能手术的患者在治疗后仍存在肿瘤复发的风险,必须严密随访。治疗结束 2 年内,每 3~6 个月随访一次,治疗结束 3~5 年,每 6~12 个月随访一次。之后可以按正常人群常规方式进行体检,持续时间可以根据复发的风险来决定。

• 随访包括 HPV 检测(有或无细胞学检查),也可以选择阴道镜检查与 HPV 检测相结合。提倡在治疗后半年、1 年和 2 年进行高危 HPV 检测,如果 HPV 检测阴性,可以 3~5 年检测一次。

(3) 完成放化疗后的随访

• 评估时应使用与基础治疗相同的影像学方法。

• 影像学检查应在治疗结束后 3 个月内进行,对于可疑的病例应在此后 8 周内重新进行评估。

• 重新评估时对局部诊断最佳的是盆腔 MRI,对远处扩散诊断最佳的是胸/腹 CT 或 PET-CT。

• 考虑到可能发生阴道狭窄和干涩,应对患者进行阴道健康的教育及性生活指导。

六、康复、护理

(一)心理痛苦路径化管理

心理痛苦指各类原因引起的不愉快的情绪体验,NCCN 建议将其作为第六大生命体征。子宫颈癌患者的心理痛苦由癌症的确诊、癌症本身和治疗等原因导致,伴随焦虑、抑郁情绪,性心理问题和体像障碍等问题,可能会影响患者有效应对躯体症状和癌症治疗的能力。因此,心理痛苦管理应作为常规护理的一部分,包括:①筛查,在患者初诊和病情变化时使用心理痛苦温度计（distress thermometer，DT）和问题列表（problem list，PL），确定心理痛苦的级别和问题来源；②评估，DT≥4分的患者采用相应量表评估身体症状和心理问题；③针对患者问题（如疼痛）制订干预措施，给予及时正确的心理社会干预；④对患者持续监测和给予支持，及时调整措施；⑤以上内容记录于病历，促进高质量的治疗和整体护理。

（二）基于患者报告结局的症状管理

患者报告结局（patient reported outcome，PRO）是指直接来自患者对自身健康状况、功能状态及治疗感受的报告，其中不包括医护人员及其他任何人员的解释。患者的康复过程是复杂的，包括身体、情感、经济及社会健康多个方面，PRO具有天然优势，可以跨领域追踪患者康复情况。在人力允许的情况下，可使用经过验证的工具，对症状性不良事件、身体功能和疾病相关症状等领域进行连续的收集和记录，以患者为中心的方式对患者进行监测、理解和比较，以提供个性化、全程症状管理。

（三）基于预康复理念的功能康复

1. **性功能康复** 23%~70% 的子宫颈癌患者有一种或多种形式的性功能障碍，包括性交困难，阴道干燥、狭窄、缩短和性兴趣下降。手术导致解剖结构及生理的改变，放射治疗后导致的阴道弹性受损，痛苦性交经历的恐惧、担心性亲密会引发癌症复发等心理变化，都会对性功能造成不良影响。

性健康教育时，面对面宣教应选择临床经验较足的护士，在建立信任关系后对患者及其配偶进行性相关健康教育，书面和视频指导均是有效的健康教育方式。教育内容包括解释出现性问题的原因，解释术后 3 个月即可恢复性生活,介绍阴道扩张器、阴道保湿剂等辅助用具的使用方法等。此外,应疏导患者恐惧、自卑等负性情绪,减轻心理负担。放疗开始后,指导患者每日阴道扩张(可用阴道扩张模具、仿真阳具等)及阴道冲洗(可使用阴道润滑剂),坚持1~2年,有助于减少阴道狭窄、粘连,恢复阴道组织的正常状态。

2. **盆底功能康复**　由于手术面积大、术中神经损伤、子宫旁组织缺损、韧带切除、尿路感染等因素,接受手术治疗的子宫颈癌患者术后可能会出现盆底功能障碍(pelvic floor dysfunction,PFD),尤其是尿潴留。此外,放化疗也可削弱盆底肌肉功能,尤其在治疗后期。PFD不仅增加了患者的心理和经济负担,还影响了术后恢复和后续治疗。此外,50%~83%的PFD患者存在性功能障碍。PFD的非手术治疗方式有康复治疗、药物治疗、传统中医治疗和改变生活方式。肥胖、腹压增加、慢性咳嗽、便秘等是PFD的危险因素,因此患者在生活中应避免这些因素,预防PFD发生。

康复治疗中,盆底肌功能训练又称为凯格尔运动(Kegel exercises),是指患者有意识地对以耻骨、尾骨肌肉群(即肛提肌)为主的盆底肌肉群进行自主性收缩锻炼,以增强盆底支持张力。肌力的恢复与术后早期康复锻炼时间有关,因此,患者应在术后早期进行盆底肌功能训练,并坚持进行直至幸存期。

(四)下肢淋巴水肿管理

下肢淋巴水肿(lower extremity lymphedema,LLL)是妇科肿瘤治疗后常见的慢性不可逆转的并发症,具有慢性进展性和难治愈性。子宫颈癌治疗后总发生率为19.3%。危险因素有淋巴结清扫术、放疗、感染、肥胖、术后体重增加等。目前缺乏相对统一的评估和诊断方法,测量下肢周径是最简单直观的评估方式。治疗根据 LLL 分期而定,手法引流综合消肿治疗(complete decongestive therapy,CDT)是目前公认的疗效最为确切的治疗方法。

　　LLL 重在预防,应在患者治疗后 3 年内进行定期随访,提供健康教育,包括:提高机体抵抗力,尽量不要泡温泉、洗桑拿等;推荐日常穿 3 级弹力袜,有意识地预防性手法淋巴引流;做好皮肤护理;适度规律的日常锻炼;自我监测早期症状,0 期患者主观感受不明显,个别有间歇性疼痛、疲劳、患肢沉重等,1 期患者有患肢肿胀和凹陷性水肿。一旦确诊 LLL 应及时治疗,避免患肢受伤、感染、肿胀(如长时间站立),禁止患肢进行输液治疗,控制体重,做好患肢皮肤和指甲的护理。

(五) 全程目标营养管理

　　72.4% 的子宫颈癌患者存在不同程度的营养不良。营养不良是肿瘤的重要发生、发展因素,是肿瘤患者不良临床结局的主要负性因素。患者确诊后直至幸存期,需要进行全程营养管理,包括:

　　(1) 患者入院 48 小时内采用经过验证的工具(如 NRS 2002)进行营养筛查,筛查阴性者 1 周后复查,筛查阳性者进行营养治疗,条件允许者可进行营养不良诊断和分级。

　　(2) 营养治疗首选饮食 + 营养教育,不能达标时,根据患者具体情况采用口服营养补充、肠内营养或肠外营养方式。基本要求是满足 90% 液体目标需求、≥70%(70%~90%)能量目标需求[卧床患者 20~25kcal/(kg·d),下床活动患者 25~30kcal/(kg·d)]、100% 蛋白质目标需求[1.2~2g/(kg·d)]及 100% 微量营养素目标需求。

　　(3) 肿瘤患者营养教育是一项经济、实用且有效的措施,不仅是传授营养知识,提出饮食、营养建议,更加重要的是养成良好的饮食、营养习惯。

(4) 定期随访患者营养状况,每周监测体重是简单易行的营养状况评价方法。

(六) 规律的身体活动

身体活动(physical activity)是指骨骼肌收缩引起能量消耗的活动,包括职业活动、交通出行活动、家务活动、业余活动。身体活动不仅利于维持健康体重,还能降低疾病发生风险和全死因死亡风险。

推荐 18~64 岁患者坚持每周累计进行 150 分钟中等强度有氧活动(散步、羽毛球、瑜伽、跳舞等),或 75 分钟高强度有氧活动(如慢跑、游泳、跳绳等),或等量的活动组合,不可集中在某一天进行;每周至少进行两天肌肉力量练习。65 岁以上患者如身体不允许,鼓励增加各种力所能及的身体活动,避免久坐,减少看电视时间。注意,运动规律比强度更重要。

七、健康教育

子宫颈癌的三级预防是指治疗已明确诊断的子宫颈浸润癌。对确诊的子宫颈浸润癌应尽早进行规范治疗/姑息性治疗。按照规范,根据不同期别采取手术、放疗、化疗等手段进行个体化治疗。

(一) 健康教育基本目标

1. 提高子宫颈癌筛查结果异常/阳性妇女的随访率和确诊率。

2. 提高子宫颈癌的治疗率和随访率。

3. 提高子宫颈癌早治率。

（二）健康教育服务对象

1. 适龄妇女。

2. 与子宫颈癌防控相关的专业技术人员。

3. 社区领导和社区卫生人员。

4. 政策制定者、卫生管理人员、非政府组织、社会团体和媒体人等。

（三）健康教育核心信息

1. 早期子宫颈浸润癌，只要发现及时、积极规范治疗及随访，5 年生存率可以达到 90% 左右。

2. 中晚期子宫颈浸润癌遵照指南，合理运用综合治疗措施或姑息治疗，也可以提高治愈率，减少治疗并发症，提高生活质量。

3. 治疗方案的选择原则应根据患者年龄、生育要求、病变的组织病理学类型、患者的随诊条件，以及治疗者的经验等，决定采取手术、放疗、化疗等手段，治疗应遵循个性化的原则。

4. 子宫颈癌治疗后可能出现病变持续存在、复发或进展的风险，应按时到医院接受长期规范随访。

（四）健康教育宣传形式

详见第四章子宫颈癌的一级预防中健康教育相关内容。

参考文献

［1］ LANDONI F，MANEO A，CORMIO G，et al. Class Ⅱ versus Class Ⅲ Radical Hysterectomy in Stage ⅠB-ⅡA Cervical Cancer：A Prospective Randomized Study.

Gynecol Oncol,2001,80(1):3-12.

[2] RAMIREZ PT,FRUMOVITZ M,PAREJA R,et al. Minimally Invasive versus Abdominal Radical Hysterectomy for Cervical Cancer. N Engl J Med, 2018,379(20):1895-1904.

[3] LUKAS R,HELENA R,JIRI HM,et al. Current status of sentinel lymph-node mapping in the management of cervical cancer. Expert Rev Anticancer Ther, 2013,13(7):861-870.

[4] DARGENT D,BRUN JL,ROY M,et al. Pregnancies following radical trachelectomy for invasive cervical cancer. Gynecol Oncol,1994,52:105-108.

[5] 熊光武,张师前,郭红燕,等.早期子宫颈癌保留生育功能手术的中国专家共识.中国微创外科杂志,2021,21(8):673-679.

[6] PETERS WA,LIU PY,BARRETT RJ,et al. Concurrent chemotherapy and pelvic radiation therapy compared with pelvic radiation therapy alone as adjuvant therapy after radical surgery in high-risk early-stage cancer of the cervix. J Clin Oncol,2000, 18(8):1606-1613.

[7] KEYS HM,BUNDY BN,STEHMAN FB,et al. Cisplatin,radiation,and adjuvant hysterectomy compared with radiation and adjuvant hysterectomy for bulky stage IB cervical carcinoma. N Engl J Med, 1999,340(15):1154-1161.

[8] ROSE PG,BUNDY BN,WATKINS EB,et al. Concurrent cisplatin-based radiotherapy and chemotherapy for locally advanced cervical cancer. N Engl J Med,1999,340(15):1144-1153.

[9] LANDONI F,MANEO A,COLOMBO A,et al. Randomised study of radical surgery versus radiotherapy for stage IB-IIA cervical cancer. Lancet, 1997,350(9077):535-540.

[10] CHINO J,ANNUNZIATA CM,BERIWAL S,et al. Radiation therapy for cervical cancer:Executive

summary of an ASTRO clinical practice guideline. Pract Radiat Oncol,2020,10(4):220-234.

［11］MUSUNURU HB,PIFER PM ,MOHINDRA P,et al. Advances in management of locally advanced cervical cancer. Indian J Med Res,2021,154(8):1-14.

［12］KANEYASU Y,FUJIWARA H,NISHIMURA T, et al. A multi-institutional survey of the quality of life after treatment for uterine cervical cancer:A comparison between radical radiotherapy and surgery in Japan. J Radiat Res,2021,62(2):269-284.

［13］COHEN PA,JHINGRAN A,OAKNIN A,et al. Cervical cancer. Lancet,2019,393(10167):169-182.

［14］ZHAO H,LI L,SU H,et al. Concurrent paclitaxel / cisplatin chemoradiotherapy with or without consolidation chemotherapy in high-risk early-stage cervical cancer patients following radical hysterectomy:preliminary results of a phase Ⅲ randomized study. Oncotarget, 2016,7(43):70969 -70978.

［15］陈春林,郎景和,向阳,等.子宫颈癌腹腔镜手术治疗的中国专家共识.中华妇产科杂志,2020,55 (9):579-585.

［16］孙红,刘伟伟,姜红伟.八珍汤对宫颈癌术后化疗患者血清肿瘤坏死因子及免疫球蛋白水平的影响.国际中医中药杂志,2011,33(8):722-723.

［17］张培影,刘凌,王旭波,等.熏洗一号配合放疗治疗Ⅰa~Ⅱb期子宫颈癌合并 HR-HPV 感染的临床研究.中国中西医结合杂志,2011,31(8): 1066-1069.

［18］WHO Classification of Tumours Editorial Board. WHO classification of tumours. Female genital tumours. 5th ed. Lyon:IARC Press,2020.

［19］ANDREA DIAZ DE VIVAR,ROMA AA,PARK KJ, et al. Invasive endocervical adenocarcinoma:proposal for a new pattern-based classification system with significant clinical implications:a multi-institutional study. Int J Gynecol Pathol,2013,32(6):592-601.

［20］NEWTON CL,MOULD TA. Invasive cervical cancer. Obstetrics,Gynaecology & Reproductive Medicine, 2017,27:7-13.

［21］中国抗癌协会妇科肿瘤专业委员会.子宫颈癌诊断与治疗指南(2021年版).中国癌症杂志,2021, 31(6):474-489.

［22］周晖,刘昀昀,罗铭,等.《2021 NCCN 子宫颈癌临床实践指南(第1版)》解读.中国实用妇科与产科杂志,2020,36(11):1098-1104.

［23］彭巧华,吕卫国.《NCCN 子宫颈癌临床实践指南(2022第1版)》解读.实用肿瘤杂志,2022,37(3): 205-214.

［24］周晖,王东雁,罗铭,等.《FIGO 2018 妇癌报告》——子宫颈癌指南解读.中国实用妇科与产科杂志, 2019,35(01):95-103.

［25］HALASKA MJ,DROCHYTEK V,SHMAKOV RG, et al. Fertility sparing treatment in cervical cancer management in pregnancy. Best Pract Res Clin Obstet Gynaecol,2021,75:101-112.

［26］赵超,刘军,李明珠,等.子宫颈锥形切除术操作规范.中国妇产科临床杂志.2021,22(2):218-219.

［27］IND T,FRCOG MM,SURGEON G,et al. Overview of fertility sparing treatments for cervical cancer. Best Pract Res Clin Obstet Gynaecol,2021,75:2-9.

［28］MELAMED A,MARGUL DJ,CHEN L,et al. Survival after minimally invasive radical hysterectomy for early-stage cervical cancer. New Engl J Med,2018, 379(20):1905-1914.

［29］中华医学会妇科肿瘤分会.宫颈癌微创手术的中国专家共识.现代妇产科进展,2019,28(11): 801-803.

［30］van der PLAS RCJ,BOS AME,JURGENLIEMK-SCHULZ IM,et al. Fertility-sparing surgery and fertility preservation in cervical cancer:The desire for parenthood,reproductive and obstetric outcomes. Gynecol Oncol,2021,163(3):538-544.

［31］GWACHAM NI，MCKENZIE ND，FITZGERALD ER，et al. Neoadjuvant chemotherapy followed by fertility sparing surgery in cervical cancers size 2-4cm：emerging data and future perspectives. Gynecol Oncol，2021，162（3）：809-815.

［32］刘开江. 保留生育功能的宫颈癌手术选择注意事项及术后生育问题. 中国实用妇科与产科杂志，2015，31（06）：499-503.

［33］陈明，潘凌亚. 盆腔廓清术在复发性子宫颈癌患者中应用的系统评价. 中华妇产科杂志，2014，49（6）：460-465.

［34］李睿歆，林仲秋. 复发性宫颈癌手术治疗. 中国实用妇科与产科杂志，2015，31（03）：201-203.

［35］SPONHOLTZ SE，MOGENSEN O，HILDEBRANDT MG，et al. Sentinel lymph node mapping in early-stage cervical cancer-A national prospective multicenter study（SENTIREC trial）. Gynecol Oncol，2021，162（3）：546-554.

［36］MATSUO K，KLAR M，CICCONE MA，et al. Incorporation of sentinel lymph node biopsy in cervical cancer surgery：Recent U.S. trends. Euro J Surg Oncol，2022，48（6）：1407-1413.

［37］杨洁，杨佳欣. 根治性同步放化疗前淋巴结清扫在局部晚期宫颈癌诊疗中的意义. 国际妇产科学杂志，2019，46（2）：129-133.

［38］PIVER MS，RUTLEDGE F，SMITH JP. Five classes of extended hysterectomy for women with cervical cancer. Obstet Gynecol，1974，44（2）：265-272.

［39］QUERLEU D，MORROW CP. Classification of radical hysterectomy. Lancet Oncol. 2008，9（3）：297-303.

［40］朱琳，张萍. 广泛性子宫切除术的手术分型和解剖要点. 妇产与遗传（电子版），2017，7（01）：23-26.

［41］GAFFNEY DK，ERICKSON-WITTMANN BA，JHINGRAN A，et al. ACR Appropriateness Criteria® on Advanced Cervical Cancer Expert Panel on Radiation Oncology-Gynecology. Int J Radiat Oncol

Biol Phys,2011,81(3):609-614.

[42] EIFEL PJ,WINTER K,MORRIS M,et al. Pelvic irradiation with concurrent chemotherapy versus pelvic and para-aortic irradiation for high-risk cervical cancer:an update of radiation therapy oncology group trial(RTOG)90-01. J Clin Oncol,2004,22(5):872-880.

[43] Cervical Cancer,Version 1.2022,NCCN Clinical Practice Guidelines in Oncology. NCCN Clinical Practice Guidelines in Oncology(NCCN guidelines),2022.

[44] RYU SY,KIM MH,NAM BH,et al. Intermediate-risk grouping of cervical cancer patients treated with radical hysterectomy:a Korean Gynecologic Oncology Group study. Br J Cancer,2014,110(2):278-285.

[45] NOH JM,PARK W,KIM YS,et al. Comparison of clinical outcomes of adenocarcinoma and adenosquamous carcinoma in uterine cervical cancer patients receiving surgical resection followed by radiotherapy:a multicenter retrospective study(KROG 13-10). Gynecol Oncol,2014,132(3):618-623.

[46] ZHANG T,KONG W,LI F,et al. Effect of preoperative radiotherapy on stage IB2 and IIA2 cervical cancer:A retrospective cohort study. Int J Surg,2016,30:63-67.

[47] del CARMEN MG,MCINTYRE JF,GOODMAN A. The role of intraoperative radiation therapy(IORT) in the treatment of locally advanced gynecologic malignancies. Oncologist,2000,5(1):18-25.

[48] LIN AJ,KIDD E,DEHDASHTI F,et al. Intensity Modulated Radiation Therapy and Image-Guided Adapted Brachytherapy for Cervix Cancer. Int J Radiat Oncol Biol Phys,2019,103(5):1088-1097.

[49] 谢幸,马丁,孔北华,等. 中国妇科恶性肿瘤临床实践指南. 6版. 北京:人民卫生出版社,2020.

[50] JENKINS AD,RAMONDETTA LM,SUN C,et

al. Phase Ⅱ study of vinorelbine in advanced and recurrent squamous cell carcinoma of the cervix. J Clin Oncol, 1998, 16 (3): 1094-1098.

[51] MILLER DS, BLESSING JA, BODURKA DC, et al. Evaluation of pemetrexed (Alimta, LY231514) as second line chemotherapy in persistent or recurrent carcinoma of the cervix: A Phase Ⅱ study of the Gynecologic Oncology Group. Gynecol Oncol, 2008, 110 (1): 65-70.

[52] LHOMMÉ C, FUMOLEAU P, FARGEOT P, et al. Results of a European Organization for Research and Treatment of Cancer/Early Clinical Studies Group Phase Ⅱ Trial of First-Line Irinotecan in Patients With Advanced or Recurrent Squamous Cell Carcinoma of the Cervix. J Clin Oncol, 1999, 17 (10): 3136-3142.

[53] TEWARI KS, SILL MW, PENSON RT, et al. Bevacizumab for advanced cervical cancer: final overall survival and adverse event analysis of a randomised, controlled, open-label, phase 3 trial (Gynecologic Oncology Group 240). Lancet, 2017: 1654-1663.

[54] Cancer Genome Atlas Research Network. Integrated genomic and molecular characterization of cervical cancer. Nature, 2017, 543 (7645): 378-384.

[55] MEZACHE L, PANICCIA B, NYINAWABERA A, et al. Enhanced expression of PD-L1 in cervical intraepithelial neoplasia and cervical cancers. Mod Pathol, 2015, 28: 1594-1602.

[56] HEEREN AM, KOSTER BD, SAMUELS S, et al. High and interrelated rates of PD-L1+CD14+ antigen-presenting cells and regulatory T cells mark the microenvironment of metastatic lymph nodes from patients with cervical cancer. Cancer Immunol Res, 2014, 3 (1): 48-58.

[57] ALLOUCH S, MALKI AM, ALLOUCH A, et al.

High-Risk HPVs Oncoproteins and PD-1/PD-L1 Interplay in Human Cervical Cancer:Recent Evidence and Future Directions. FrontOncol,2020, 10:914.

[58] FRENEL JS,TOURNEAU CL,BERT O'NEIL,et al. Safety and Efficacy of Pembrolizumab in Advanced, Programmed Death Ligand 1-Positive Cervical Cancer:Results From the Phase Ib KEYNOTE-028 Trial. JClinOncol,2017,35:4035-4041.

[59] CHUNG HC,ROS W,DELORD JP,et al. Efficacy and Safety of Pembrolizumab in Previously Treated Advanced Cervical Cancer:Results From the Phase II KEYNOTE-158 Study. JClinOncol,2019,37:1470-1478.

[60] NAUMANN RW,HOLLEBECQUE A,MEYER T,et al. Safety and Efficacy of Nivolumab Monotherapy in Recurrent or Metastatic Cervical,Vaginal,or Vulvar Carcinoma:Results From the Phase I/II CheckMate 358 Trial. JClinOncol,2019,37:2825-2834.

[61] FUJIWARA K,SHAPIRA-FROMMER R, ALEXANDRE J,et al. KEYNOTE-826:A phase III randomized study of chemotherapy with or without pembrolizumab for first-line treatment of persistent,recurrent,or metastatic cervical cancer - ScienceDirect. Annals of Oncology,2019,30.

[62] TEWARI KS,MONK BJ,VERGOTE I,et al. VP4-2021: EMPOWER-Cervical 1/GOG-3016/ENGOT-cx9: Interim analysis of phase III trial of cemiplimab vs. investigator's choice (IC) chemotherapy (chemo) in recurrent/metastatic (R/M) cervical carcinoma - ScienceDirect. Annals of Oncology,2021,32(7): 940-941.

[63] GRAU JF,FARINAS-MADRID L,OAKNIN A. A randomized phase III trial of platinum chemotherapy plus paclitaxel with bevacizumab and atezolizumab versus platinum chemotherapy plus paclitaxel and

bevacizumab in metastatic（stage IVB），persistent，or recurrent carcinoma of the cervix：the BEATcc study （ENGOT‐Cx10/GEICO 68‐C/ JGOG1084/GOG‐ 3030）. Int J Gynecol Cancer，2020，30（1）：139‐143.

［64］HUH WK，DIZON DS，POWELL MA，et al. ADXS11‐001 immunotherapy in squamous or non‐squamous persistent/recurrent metastatic cervical cancer：Results from stage Ⅰ of the phase Ⅱ GOG/NRG0265 study. J Clin Oncol，2016，34（15）： 5516.

［65］BASU P，MEHTA A，JAIN M，et al. A Randomized Phase 2 Study of ADXS11‐001 Listeria monocytogenes‐ Listeriolysin O Immunotherapy With or Without Cisplatin in Treatment of Advanced Cervical Cancer. IntJGynecol，Cancer，2018，28（4）：764‐772.

［66］STEVANOVIĆ S，DRAPER LM，LANGHAN MM，et al. Complete regression of metastatic cervical cancer after treatment with humanpapillomavirus‐targeted tumor‐infiltrating T cells. J Clin Oncol，2015，33（14）： 1543‐1550.

［67］ZSIROS E，TSUJI T，ODUNSI K. Adoptive T‐cell therapy is a promising salvage approach for advanced or recurrent metastatic cervical cancer. J Clin Oncol， 2015，33（14）：1521‐1522.

［68］JAZAERI AA，ZSIROS E，AMARIA RN，et al. Safety and efficacy of adoptive cell transfer using autologous tumor infiltrating lymphocytes（LN‐145）for treatment of recurrent，metastatic，or persistent cervical carcinoma. J Clin Oncol，2019，37：2538.

［69］徐国才，林仲秋.《FIGO 2018 妇癌报告》——妇 科肿瘤患者的术后快速康复. 中国实用妇科与产 科杂志，2019，35（03）：315‐316.

［70］林小群，刘莉萍. 妇科围手术期患者下肢静脉血 栓发生危险因素及预防护理. 实用妇科内分泌电 子杂志，2020，7（26）：1‐2.

［71］陈艳蕾，佟玉静，王坤，等. 盆底康复训练对宫

颈癌术后膀胱功能恢复及减少尿潴留的临床效果.现代肿瘤医学,2021,29(19):3443-3447.

[72] 林蓓,凌斌,张师前,等.妇科恶性肿瘤盆腔淋巴结切除术后淋巴囊肿诊治专家共识(2020年版).中国实用妇科与产科杂志,2020,36(10):959-964.

[73] DUEÑAS-GONZÁLEZ A,CETINA L,CORONEL J, et al. The safety of drug treatments for cervical cancer. Expert Opin Drug Saf,2016,15(2):169-180.

[74] FERRALL L,LIN KY,RODEN RBS,et al. Cervical cancer immunotherapy:facts and hopes. Clin Cancer Res,2021,27(18):4953-4973.

[75] MARQUINA G,MANZANO A,CASADO A. Targeted Agents in Cervical Cancer:Beyond Bevacizumab. Curr Oncol Rep,2018,20(5):40.

[76] LEATH CA,STRAUGHN JM. Chemotherepy for advanced and recurret cervical carcinoma:result from cooperative grup trials. Gynecol Oncol,2013,129(1):251-257.

[77] ALBUQUERQUE K,TUMATI V,LEA J,et al. A Phase II Trial of Stereotactic Ablative Radiotherapy as a Boost for Locally Advanced Cervical Cancer. Int J Radiat Oncol Biol Phys,2020,106(3):464-471.

[78] LI H,WU X,CHENG X. Advances in diagnosis and treatment of metastatic cervical cancer. J Gynecol Oncol,2016,27(4):43.

[79] BHATLA N,AOKI D,SHARMA DN,et al. Cancer of the cervix uteri:2021 update. Int J Gynaecol Obstet. 2021,155(Suppl 1):28-44.

[80] MOORE DH,BLESSING JA,MCQUELLON RP, et al. Phase III study of cisplatin with or without paclitaxel in stage IVB,recurrent,or persistent squamous cell carcinoma of the cervix:a gynecologic oncology group study.J Clin Oncol,2004,22(15):3113-3119.

[81] MARTH C,LANDONI F,MAHNER S,et al. Cervical cancer:ESMO Clinical Practice Guidelines for

diagnosis,treatment and follow-up. Ann Oncol,
2017,28(4):72-83.

[82] CIBULA D,PÖTTER R,PLANCHAMP F,
et al. The European Society of Gynaecological
Oncology/European Society for Radiotherapy and
Oncology/European Society of Pathology Guidelines
for the Management of Patients With Cervical Cancer.
Int J Gynecol Cancer,2018,28(4):641-655.

[83] BECKMANN MW,STÜBS A,KOCH C,et al.
Diagnosis,Therapy and Follow-up of Cervical Cancer.
Guideline of the DGGG,DKG and DKH(S3-Level,
AWMF Registry No. 032/033OL,May 2021)-
Part 1 with Recommendations on Epidemiology,
Screening,Diagnostics and Therapy. Geburtshilfe und
Frauenheilkunde,2022,82(02):139-180.

[84] 国家癌症中心,国家肿瘤质控中心宫颈癌质控专
家委员会.中国宫颈癌规范诊疗质量控制指标
(2022版).中华肿瘤杂志,2022,44(07):615-622.

[85] RIBA MB,DONOVAN KA,ANDERSEN B,et
al. Distress Management,Version 3.2019,NCCN
Clinical Practice Guidelines in Oncology. J Natl
ComprCancNetw,2019,17(10):1229-1249.

[86] 孔为民,张赫.妇科肿瘤治疗后下肢淋巴水肿专家
共识.中国临床医生杂志,2021,49(02):149-155.

[87] 宋春花,王昆华,郭增清,等.中国常见恶性肿瘤
患者营养状况调查.中国科学(生命科学),2020,
50(12):1437-1452.

[88] 中华医学会肠外肠内营养学分会,营养风险-不
足-支持-结局-成本/效果多中心协作组,张献娜,
等.营养风险筛查和全球(营养)领导人发起的营
养不良诊断(GLIM)第二,三步流程(共识2020).
中华临床营养杂志,2020,28(04):193-200.

[89] 石汉平,许红霞,李苏宜,等.营养不良的五阶
梯治疗.肿瘤代谢与营养电子杂志,2015,(1):
29-33.

[90] 石汉平,杨剑,张艳.肿瘤患者营养教育.肿瘤代

谢与营养电子杂志,2017,4(1):1-6.

[91] ROCK CL,DOYLE C,DEMARK-WAHNEFRIED W,et al. Nutrition and physical activity guidelines for cancer survivors. CA Cancer J Clin,2012,62(4): 243-274.

[92] 中华预防医学会妇女保健分会.子宫颈癌综合防控指南.北京:人民卫生出版社,2017.

第七章

人文和心理健康

子宫颈癌已成为威胁世界女性健康的第四大恶性肿瘤。我国近年来子宫颈癌发病率呈上升趋势,子宫颈癌的防治作为公共卫生问题已引起中国政府的高度重视和关注。

我国子宫颈癌的一、二、三级预防政策正稳步推进,这将会极大地推动我国子宫颈癌综合防控的进程,降低子宫颈癌的发病率。随着医学模式从"生物医学模式"向"生物-心理-社会医学模式"的转变,癌症患者生活质量也日益引起社会的普遍关注。现代医学在追求延长寿命的同时更重视生活质量的提高,其中心理状况是非常重要的组成部分。

心理社会肿瘤学是 20 世纪 70 年代中期建立的一门新兴交叉学科,创始人是美国斯隆凯瑟琳癌症中心的 Jimmie Holland 教授,该学科主要致力于研究恶性肿瘤患者及其家属在疾病发展的各个阶段所承受的压力和他们所出现的心理反应,以及心理、行为因素在恶性肿瘤的发生、发展及转归中的作用。同时研究癌症患者及其家庭因为癌症这种疾病所遭受的心理痛苦及其应对方法和干预措施。

自心理社会肿瘤学在国际范围建立以来,国际上一些发达国家如美国、加拿大、澳大利亚、英国等都相继出台了本国的《肿瘤心理治疗指南》,对学科的发展和临床实践起到了很好的规范化作用。我们国家也在 2016 年 6 月正式出版了《中国肿瘤心理治疗指南》,并在 2020 年 9 月出版了《中国肿瘤心理临床实践指南 2020》,较前版有了一定程度的更新。给肿瘤患者及家属提供更佳的心理社会肿瘤学照护,为肿瘤科临床医护人员、精神科医生、心理学专家、缓和医疗领域医护人员等提供更好的证据依据。

一、肿瘤的致病性心理诱因

据近年相关研究表明,肿瘤的致病因素极具多样性,其中社会心理因素占有一定的致病比例。在应激性刺激的作用下,免疫机能失调是导致肿瘤发生的一大诱因。在长期社会心理不良因素作用下,中枢神经与内分泌系统功能失调,免疫系统机能不断衰退,致使患癌概率攀升。肿瘤发生的社会心理致病诱因包括:①负性情绪;②情绪受压抑的抑郁性格;③人生中的突发性变故。

二、心理状态的演变阶段

根据患者的病情阶段性发展,其心理状态的演变一般分为五个阶段。

1. **怀疑否认期**　患者突然得知确诊为癌症,企图以否认的心理防御方式来达到心理平衡,怀疑医生的诊断错误或检查上的错误。暂以维系心理平衡,缓解心理应激。短期内出现否认现象也属正常。医护人员要用热情的态度、和善的语言、良好的服务,给患者以安慰和疏导,与其建立良好的医患关系。

2. **焦虑恐惧期**　焦虑恐惧是恶性肿瘤患者普遍存在的心理反应。文献报道:恶性肿瘤患者常见的恐惧,包括对疾病未知的恐惧、对孤独的恐惧、对疼痛的恐惧、对与亲人分离的恐惧,这些心理因素常常使患者产生消极的情绪。在经历过否认期后,当患者回归现实,确诊无误时,恐惧和绝望的情绪随即会突破患者的心理防线。如若该情绪不能被及时转化或消除,通常会加速其癌症病情的扩张速度。此外,焦虑和恐惧情绪也会随疾病的严重程度及患者的人格特征等因素随时变化。

另外,由于子宫颈癌是女性生殖系统疾病,多数患者,尤其是年轻女性,害怕治疗会导致女性性特征、生育能力、性功能等的下降,甚至丧失,担心因此引起丈夫和周围人的鄙弃,担心手术的安全性及手术治疗能否根治其癌症,以及今后是否会有癌细胞转移,担忧生活质量的下降,担忧因住院治疗而给家庭带来经济负担等。如果患者出现焦虑和恐惧情绪,可以及时请心理治疗专业人士进行规范的干预。

3. 愤怒发泄期 在恐惧和绝望之后,患者常会出现强烈的愤怒和悲痛,一旦证实癌症的诊断,患者会感到对世间的一切都是愤怒和不公平的,感到自己被生活和亲人抛弃的感觉。并有可能把这种愤怒向周围的人发泄。如借故各种理由与亲人、医护人员发生吵闹,还会认为所有人都对不住他,但同时又怕周围人遗弃他,百般抱怨,愤愤不平,这种负性情绪会耗竭患者战胜疾病的能量。此时,我们要对患者采取共情的态度,并且与患者进行语言和身体语言的交流,要在精神上给予患者支持,要有耐心、细心和爱心,使其能正确地对待疾病。同时也要提高家属参与度,做好家属的动员工作,使其成为患者重要的支持系统。

4. 悲伤抑郁期 当患者在治疗过程中,想到亲人及子女的生活、前途和家中的一切而自己又不能顾及,想到自己还未完成的工作和事业时,便会从内心深处产生难以言说的悲伤。再加上疾病疼痛的折磨,药物的不良反应,则可能会进一步转化为绝望情绪,从而产生轻生的想法,一旦产生了这种心态之后,就可能过早地结束自己的生命。这个时期至关重要,医生一定要与家属配合对患者进行心理上的疏导,同时也要对患者加强监护,防止意外的发生。如果患者轻生观念严重,要送其到当地精神卫生专业机构进行诊治。

5. **接受现实期** 在经历过上述一个或多个时期后,部分患者最终能认识到现实是无法改变的,惧怕死亡是无用的,而能以平静的心态面对现实,生活得更加充实、更有价值,在有限的时间里,实现自己的某些愿望和理想,这就是升华,升华为积极的心理防御机制,他们甚至可以开导家人或其他患者,直至安然离开。

值得注意的是,这些心理状态发展阶段并非模式化,而是会依据病情的严重程度、治疗效果,以及患者不同的人格特征等因素而不断变化。

随着医疗观念不断更新,医疗及护理的目的除了延长寿命外,提高患者生活质量也是我们医疗工作的重要方向,包括对子宫颈癌患者实施心理干预,缓解患者的不良情绪,减轻患者的心理痛苦,提升患者的治疗依从性,促进患者的康复。

三、子宫颈癌患者在不同疾病阶段的心理干预

1. **诊断初期** 在筛查结果呈阳性的女性中,焦虑水平远高于一般人群,并且通常与创伤事件后的水平相当。我们国内的研究显示,近一半的 HPV 阳性患者均有不同程度的心理应激反应,且心理应激水平与其积极情绪、消极情绪和领悟社会支持程度具有相关性。HPV 的检出常给患者造成一系列严重的心理压力,不仅直接影响患者治疗的信心,还可对其疾病康复、睡眠、情绪、生活质量等产生不良影响。在临床

妇科门诊中对 HPV 阳性患者应及时及早开展心理筛查工作，对心理应激水平较高的个体可以进行有针对性的心理干预，如开展正念冥想训练、正念减压训练、心理弹性训练等，帮助患者降低过度应激水平，有助于改善患者的情绪体验；也可以在治疗中结合认知疗法、情绪调节训练等适合改善患者情绪体验、提高其社会支持能力的干预措施，有助于减轻患者的过度应激症状，对于改善患者的心身健康和生活质量具有良好的促进作用。

另外，女性患者由于受到 HPV 感染而感到性欲不佳，并报告性接触的乐趣减少。HPV 阳性女性的担忧、恐惧心理对生理健康维度中夫妻亲密关系的影响较大。确诊 HPV 感染后，有些女性会害怕传染给伴侣，有些女性会拒绝任何亲密行为，导致夫妻关系出现危机。这种心理的产生可能与 HPV 感染本身或家庭矛盾、社会歧视等因素有关，长此以往还会引起性心理问题。因此，临床有必要评估夫妻二人的关系。给予 HPV 阳性女性及其配偶更多的关注，重视配偶的支持性作用，制订有效的以夫妻为中心的应对干预措施，促进 HPV 患者与配偶的积极交流，并相应调整其生活方式。这不仅可以减轻患者对疾病进展恐惧心理，还对促进家庭和谐与社会稳定也具有重要的现实意义。对于 HPV 阳性女性来说，医疗人员提供的有效沟通和情感支持与外科治疗同样重要，因此医护人员为 HPV 阳性女性患者提供专业心理咨询十分必要。

对于过度紧张、焦虑或情绪抑郁的患者，及时转诊至肿瘤心理科或精神科接受专业的评估和治疗。

2. 积极治疗期

（1）手术治疗：术前要与患者充分沟通，做好知情同意。评估患者术前焦虑的程度，对于术前焦虑的患者要了解其焦虑的原因并给予帮助和心理安抚，术后如果患者出现睡眠障碍、焦虑抑郁情绪或攻击冲动等表现要注意评估，必要时邀请肿瘤心理科或精神科会诊。

（2）放疗：放疗前同样要和患者做好知情同意。对于治疗过程当中可能会出现的情况给予说明和耐心解释。同时给予支持性心理干预。如果出现明显的精神和心理问题，可以邀请肿瘤心理科或精神科会诊。

（3）化疗：化疗前要向患者介绍化疗可能会引起的不良反应及应对策略，以及可获得的资源。化疗过程中医护人员要多与患者沟通并耐心解释，给予患者和家属鼓励和支持。如果患者在化疗过程中出现了失眠、焦虑、抑郁，或者出现常规药物难以控制的恶心、呕吐症状，可以邀请肿瘤心理科或精神科会诊。

3. 康复期 首先，我们可以提供信息支持。告诉患者在家里可以做哪些事情来促进康复，以及出现问题时如何应对，如症状管理和一些医疗信息。其次，我们还可以提供心理支持。对于刚结束治疗进入康复期的患者，可以给予团体心理辅导，帮助患者获得康复知识，减轻焦虑、抑郁，提高生活质量，促进康复。适时恢复部分工作，可使患者体会到自身的价值及在社会中的作用，从而重新振奋起来。此后还要继续关注患者的情绪，特别是在术后半年或1年内要评估患者的焦虑、抑郁情绪，以及对疾病进展的恐惧程度。对于出现严重焦虑、抑郁或恐惧担忧的患者要转诊至肿瘤心理科或精神科，接受评估和专业治疗。

医护人员也要做好患者家属的思想工作，尤其是年轻女性的家属，主动与他们沟通，及时纠正其对子宫颈癌的不正确看法。激发患者家属内心责任感，战胜恐惧。同时，亲人的关心和照顾，尤其是来自丈夫的体贴，更有助于稳定患者的情绪，消除她们的焦虑和悲观。鼓励家人尽量满足患者的生理和心理需要，使者体会到家庭的支持和温暖，提高生存的欲望，积极配合治疗和护理，树立战胜病魔的信心。

4. **疾病进展期** 需要根据患者和家庭的具体情况,分析告知其坏消息的利弊得失,权衡告知后的结果,把握的伦理原则是为患者提供福祉,同时避免伤害。告知过程中关注患者的情绪反应并给予共情性的回应。告知患者和家属下一步可能的治疗选择,并详细分析每种治疗选择的优劣。提供转诊至缓和医疗或支持治疗机构的资源。及时关注患者出现的精神和心理问题。必要时予以转诊。医护人员及其家属任何条件下都不应放弃对患者的支持,要具有高度的同情心和责任感,采取各种有效措施减轻患者的痛苦,并以自己饱满的情绪来感染患者。

5. **生命终末期** 此时医护人员要以共情的方式对待患者,鼓励患者维持着可以达成的希望,并帮助患者实现,例如和家属共度一段美好的时光、会见朋友等。也可以给予夫妻心理辅导或家庭心理治疗来促进家属之间的相互支持,共同面对即将到来的挑战。协助肿瘤科的医师减轻患者的精神痛苦,保持患者尊严,让他们平静地对待死亡。尽管会面对死亡,中国传统文化却智慧地创造出各种消除死亡恐惧的方法。可以帮助患者正确认识死亡,理性面对死亡,超然摆脱死亡恐惧,渡过人生的最后阶段。

6. **居丧** 子宫颈癌患者去世后,其家人可能会出现焦虑、抑郁、适应障碍、复杂性哀伤、延迟性哀伤等,可以根据具体情况,转介至精神卫生专业机构进行诊疗。如果家庭中有个别家庭成员难以走出哀伤之痛,可以推荐其接受团体或个体的哀伤辅导。

四、子宫颈癌患者和相关人员的心理干预及人文关怀

目前,对肿瘤患者心理治疗的研究多是通过解决患者

心理障碍来提高肿瘤患者的生活质量。子宫颈癌患者面对着常人难以承受的心理打击和折磨,而且癌症所引起的躯体痛苦也严重影响患者的生活质量,如子宫颈癌引起的恶臭味分泌物使患者感到害羞和耻辱,对性功能及夫妻感情的影响等。因此,对子宫颈癌的社会心理因素的重要性及心理干预的必要性越来越受到临床工作者关注。

1. **社会支持** 包括对子宫颈癌患者的直接支持、治疗和居住环境的支持,广泛的信息服务和健康知识传播。有研究发现夫妇有良好交流的其治疗效果明显提高,减少了心理抑郁,增强了适应能力。另外对患者提供专业性的资讯,让患者对疾病有良好的理解,可以增强其治疗信心。改善其治疗条件,提供良好的居住环境对患者的心理障碍治疗也起到重要作用。

2. **情绪支持** 子宫颈癌常引起患者强烈的情绪反应,如前所述的心理痛苦、抑郁、焦虑、恐惧、危机反应等,这些反应都直接或间接影响疾病的治疗与康复。而情绪支持性心理治疗是通过提供患者讨论的场所,使患者表述他们关心的所有有关疾病的问题及表达与疾病相关的心理情绪反应,同时从内心深处帮助患者建立支持系统,发掘内部资源的过程。一项调查研究发现,情绪支持性心理治疗对患者生活质量的提高有很大帮助。

3. **认知行为治疗** 认知行为治疗方法起源于条件反射的学习规律。癌症常给患者带来疼痛、恶心、呕吐、抑郁及焦虑等有害症状。而认知行为治疗是改善这些症状的主要方法。经研究分析显示,该疗法对患者的焦虑、抑郁症状的缓解有明显意义。

4. **适应性行为训练** 一名被诊断为子宫颈癌的患者,在生理、心理上承受着巨大压力,感觉自己被社会抛弃、难以适应目前的生活。这使得适应性行为训练显得尤为重要。许多集体或者个体治疗方案如寻求医疗信息的方法、增进与医务人员的交往和沟通、提供良好的社会及家庭支持等都是很好的方法。失眠症的自我保健和心理辅导治疗,音乐疗法和芳香疗法、渐进性肌肉放松训练等许多心理干预措施都是有效的方案。

5. **心理健康教育** 通过对患者提供疾病相关的信息,使患者对子宫颈癌有一个全面和客观的认识,有利于患者和医务人员的配合,此外,还可以对患者提供心理健康教育,可以减轻患者对疾病产生的焦虑和恐惧,提高患者的生活质量。Breitbart 等通过对临终患者进行心理教育干预研究,发现对临终患者进行心理教育治疗后,明显提高了患者的生活质量。

五、对子宫颈癌患者的照护者提供心理援助

子宫颈癌除了给患者本人带来巨大的心理压力外,对患者的家庭来说也是严重的负性生活事件,因此子宫颈癌患者的照护者也面临很大的压力和挑战。所以我们在关注子宫颈癌患者心理痛苦的同时,也要时刻留意其照护者的心理状况,应为照护者提供心理干预。Lambert 等的一项研究显示,50% 的癌症照护者有焦虑或抑郁症状,有时子宫颈癌患者配偶的抑郁情绪比患者本人更严重。在有情绪障碍的子宫颈癌患者的照护者中,只有 46% 的人会寻求心理辅导。照护者在巨大的压力下,不仅会出现情绪问题,还会出现失眠等躯体症状,36%~95% 的照护者有失眠的症状,失眠可能导致照护者发生抑郁的风险增加,应对困境的能力变差,变得更神经质。肿瘤临床医护人员应常规评估照护者的睡眠和心理状况,提供心理健康教育和干预,帮助照护者改善睡眠及心理状态,提高生活质量。

六、肿瘤科临床医护人员的自我照料

在照顾子宫颈癌患者的过程中,肿瘤科医护人员也常体验到心理耗竭的感受,如应激、焦虑、抑郁、同情心疲乏等,尤其是照顾临终患者的医护人员。He 等的研究表明,经历心理社会肿瘤学培训具有双重角色的肿瘤科医护人员职业耗竭程度更低,单纯的生物医学模式的肿瘤科医护人员职业耗竭程度更高,提示肿瘤科医护人员在常规的临床工作中加入心理社会肿瘤学的照料,可以获得更高的职业满意度。聚焦于医患关系的巴林特小组可以用来减轻临床医生的职业耗竭。另外一项避免工作耗竭的重要策略是建立多学科团队的合作(multi disciplinary team,MDT)。MDT 是以患者为中心,在综合各学科意见的基础上,为患者制订出最佳个体化治疗方案的模式。大家可以群策群力,优势互补,相互协调,取长补短,共同为子宫颈癌患者提供更加优质的医疗照护。

对子宫颈癌患者进行人文关怀和心理健康干预可以有效帮助患者舒缓心理压力,可显著降低患者的焦虑和抑郁状态,改善患者的不良情绪,提高患者的生活质量,从而加大患者的治愈率。

参考文献

[1] 唐丽丽. 中国肿瘤心理临床实践指南. 北京:人民卫生出版社,2020.

[2] 唐丽丽. 中国肿瘤心理治疗指南解读. 医学与哲学,2016,37(11B):21-23.

[3] FREDERIKSEN ME. Sex Transm Infect,2015,91:248-256.

[4] 王旭,任玉香,陶雪梅,等.HPV 阳性患者心理应

激特点及其与情绪体验和社会支持的关系.第三军医大学学报,2017,39(16):1684-1690.

[5] 韩肖燕,杨桦,蒋国庆.心理干预在妇科门诊人乳头瘤病毒阳性患者治疗中的作用.中国计划生育和妇产科,2016,8(5):62-64.

[6] 吴海静,张国楠.HPV感染及其相关疾病对女性性心理及性功能的影响.实用妇产科杂志,2010,26(3):188-192.

[7] 李傲霜,罗彩凤,李傲雪,等.人乳头瘤病毒阳性女性疾病进展恐惧现状的研究.实用临床医药杂志,2021,25(6):72-76.

[8] BREITBART W,GIBSON C,POPPITO SR,et al. Psychotherapeutic interventions at the end of life:a focus on meaning and spirituality. Can J Psychiatry, 2004,49(6):366.

第八章

中医药在子宫颈癌的三级预防工作中的作用

近年来，子宫颈癌发病率呈升高趋势，发病逐渐趋于年轻化、复杂化。中医药作为中华民族的瑰宝，围绕"未病先防、既病防变、瘥后防复"的中医思想，在子宫颈癌三级规范化防治方面占据一席之地。主要体现在中医药预防、中医药诊治和中医药调护三个方面。

中医古籍中无"宫颈癌"这一病名，但对于子宫颈癌的认识中医古籍中早有记载，如《素问·骨空论》曰："任脉为病，女子带下瘕聚。"《千金要方》曰："妇人崩中漏下，赤白青黑，腐臭不可近，令人面黑无颜色，皮骨相连，月经失度，往来无常……阴中肿如有疮之状。"故根据中医古籍记载及证候表现，将子宫颈癌归属于中医"带下病""五色带下""崩漏""癥瘕""石瘕"和"虚损"等范畴。关于子宫颈癌的病因病机古籍中也有诸多记载，如《妇人大全良方》曰："若乘外邪合阴阳，则小腹胸胁腰背相引而痛……则生瘕矣。"张景岳提出："血留滞作瘀，唯妇人有之等。"现代医家总结先贤思想认为，本病多属本虚标实证，感受外邪、劳逸失度、情志失常、饮食不节等病因,导致肝、脾、肾等脏腑及气血功能失调,致机体自身正气不足,气滞、血瘀、湿热、毒邪侵袭胞宫,素体内虚使病邪有机可乘,且体虚无力驱邪外出,损伤冲任,郁久而发病。

一、预防作用

中医"治未病"思想早见于《黄帝内经·素问·四气调神大论》:"圣人不治已病治未病,不治已乱治未乱,此之谓也。夫病已成而后药之,乱已成而后治之,譬犹渴而穿井,斗而铸锥,不亦晚乎!"中医"治未病"思想是古代医家先贤留存的宝贵理论精髓,不仅在往日古籍记载中有学术指导作用,在今日子宫颈癌等疾病的临床预防中也存在重要意义。子宫颈癌一直以来对女性生殖健康存在重大威胁,但随着医患预防意识的不断提升、筛查的完善和预防性疫苗的普及,子宫颈癌的发病率有所降低。因此,应从子宫颈癌三级预防出发,结合中医"治未病"思想及中医药优势特色方式,使子宫颈癌预防得到进一步完善。

(一)中医药在子宫颈癌一级预防中的作用

子宫颈癌一级预防为针对病因的预防,HPV 病毒持续感染是引起子宫颈癌的主要病因,HPV 疫苗接种是目前公认的预防子宫颈癌发生的首要手段。中医药从"未病先防"思想出发,针对 HPV 病毒感染预防子宫颈癌也颇为有效。

中医认为 HPV 感染为邪毒内侵,《素问》曰:"正气存内,邪不可干;邪之所凑,其气必虚。"故此时预防应重在提高正气,通过调节机体脏腑经络功能,调和气血,平衡阴阳,提高机体免疫力,抵御 HPV 病毒入侵,从而预防子宫颈癌的发生。提升防御功能,维护正气可从以下几个方面出发:①调节情志。《素问·举痛论篇》曰:"百病皆生于气也,怒则气上,喜则气缓,悲则气消,恐则气下,思则气结。"七情皆存,过犹不及,情志失常,肝气郁结,肝郁日久伤及其他脏腑,最终耗伤正气。故针对情志失常及由其引发的失眠、焦虑或抑郁等不良情况,应尽早给予干预。中医特色的耳穴疗法可有效缓解情志异常引发的失眠,疏肝解郁中药及中医五音调节等方式均可调节情志,提高正气。②调节饮食。《黄帝内经》曰:"五谷为养,五果为助,五畜为益,五菜为充,气味合而服之,以补精益气。"规律饮食,勿嗜食肥甘厚味,根据不同体质恰当使用食疗或药膳进补,可有效提高机体免疫力,提高正气。③劳逸结合。《素问·举痛论篇》曰:"劳则耗气。"《素问·痿论篇》曰:"入房太甚,宗筋弛纵,发为筋痿,及为白淫。"过度劳心劳力及房劳会耗伤气血,久则伤及脏腑,故应注重劳逸结合,规律作息,提高正气。④体育保健。《素问·宣明五气篇》曰:"久卧伤气,久坐伤肉",适度的中医体育保健,如八段锦、太极拳等,可以从平衡阴阳、和调气血、调护脏腑经络功能等方面对机体整体调节,提高正气,从而达到预防疾病的效果。

(二) 中医药在子宫颈癌二级预防中的作用

子宫颈癌的二级预防为早期筛查、早期诊断及早期干预。中医药从"既病防变"思想出发,在西医早期筛查与诊断的前提下,针对 HPV 持续感染及子宫颈癌癌前病变情况,以祛邪固本为基本法则,驱邪散邪为主,佐以补虚,干预与消除 HPV 持续感染,阻碍癌前病变向子宫颈癌进展。总结文献发现中医药有以下作用:①增效减毒。中医药可以有效提高 HPV 转阴率,且可以降低 HPV 的病毒载量。②辨证施治。清热除湿、清热解毒、健脾除湿及活血化瘀等方法可有效干预 HPV 病毒感染,预防疾病进展。③内外同治。"有诸内,必行诸外",中医内治法与外治法相结合,可进一步提高 HPV 清除效率,预防疾病进展。④中西医结合。辨证与辨病相结合，与单纯西医治疗方式相比，中西医结合治疗可进一步提高 HPV 清除效率，更有利于控制疾病进一步发展。⑤特色用药。黄柏、半枝莲、白花蛇舌草、苦参、蛇床子、薏苡仁、茯苓、莪术、板蓝根及鸦胆子等中药，现代药理学研究已证实具有清除湿热毒邪、活血化瘀等多种功效，从而达到抗癌解毒、抑制病毒生长、抑制癌细胞活性、提高机体正气的作用，可为中医药在子宫颈癌二级预防中的应用提供参考依据。

（三）中医药在子宫颈癌三级预防中的作用

子宫颈癌的三级预防为宫颈病变的手术治疗、化疗或放疗等方式。中医药从"瘥后防复"思想出发，在西医手术、化疗及放疗等治疗干预后，应对患者后续机体恢复及愈后复发的问题。子宫颈癌患者经过手术金刃损伤，耗气伤血，正气更虚；经过化疗后，正气不足，常伤及肝、脾、肾三脏，尤以损伤脾胃为主。故此时应侧重疗后调补，宜健脾养胃，疏肝补肾，先后天共补，调养气血，恢复正气，使治疗后患者尽快恢复健康，并预防复感邪气，防止愈后复发。调养脾胃，恢复正气，可根据患者症状体征辨证选用香砂六君子汤或参苓白术散等方剂恢复脾胃功能，配合饮食调节，忌过度滋补，宜淡食养胃。子宫颈癌患者还常因疾病忧思存在情志问题，疏肝解郁，调节情志也是此时预防宜注重的方面。疏肝理气解郁，可根据辨证选用越鞠丸等中药方剂，同时还可配合心理疏导。中医特色的针刺、艾灸及穴位贴敷等方式可有效调节子宫颈癌患者术后肠道功能紊乱、尿潴留及放疗化疗后的乏力、疼痛或免疫功能低下等问题。肠道功能紊乱可取神阙穴、中脘穴、天枢穴和内关穴等。尿潴留可取三阴交穴、中极穴、关元穴等。乏力、疼痛或免疫功能低下可取神阙穴、足三里穴等。此外，还应配合适当运动，如八段锦、太极拳等舒缓养生运动，调节脏腑气血，平衡阴阳，提高正气，促进宫颈癌患者疗后恢复，预防愈后复发。

二、治疗作用

(一)中医药在子宫颈癌一级治疗中的作用

尽管大部分女性感染 HR-HPV 的 10 个月内能依靠自身免疫力自行清除,但也有部分女性因正气不足、自身免疫力低下、不洁性行为等因素的影响呈持续感染状态。当患者感染 HPV 但尚未发生子宫颈癌前病变时,不需要进行物理治疗和手术治疗,但患者有治疗需求时可以应用中医药治疗,目的在于逆转病情,预防癌变。

现代中医学通过对子宫颈癌临床症状和体征的辨证综合分析,将其归于"带下病""崩漏""阴疮"等范畴,并认为湿邪或湿毒是关键致病因素。阴道微生态环境是人体免疫力的重要组成部分,调节阴道微生态环境失衡状态对于宫颈癌变的发生、发展及转归意义重大。研究表明,中药还可有效地改善宫颈 HR-HPV 感染患者阴道菌群密集度和多样性,促进阴道微生态环境的恢复。中医药在治疗宫颈 HR-HPV 感染方面具有因时因地因人治宜;多靶点、多途径的优势特色,也符合"未病先防、既病防变"的中医理论。

有经验的中医师临证可以辨证用药,多采用中药清热解毒扶正等方法。苦参凝胶、保妇康栓外用能有效清除高危型 HPV,促使 HPV 感染者转阴,降低了高危型 HPV 患者向子宫颈癌进展的危险性。康妇消炎栓外用可以改善湿热下注型患者的白带量多色黄、有异味的症状或体征,联合微波疗法能治疗中、重度宫颈糜烂,缩短疗程,提高治愈率,并对 HPV 具有明显的抑制作用。复方沙棘籽油栓用于湿热下注所致的带下病,同时能够改善阴道微生态,增加 HPV 的清除率,降低 HPV 的病毒载量,延缓 HPV 感染的宫颈上皮细胞的异常分裂与增生,在宫颈病变的早期达到预防和治疗的目的。

(二) 中医药在子宫颈癌二级治疗中的作用

对于 CIN 根据公认的指南(或共识)进行规范激光、冷冻、电凝、宫颈环状电切术、宫颈锥切术等治疗的同时,可以辅助中医药治疗,有助于改善患者临床症状,降低病毒载量,提高生活质量。

有聚类分析研究显示:脾虚湿盛、湿热内蕴、热毒瘀结、肾阳虚、阴虚夹湿、肝郁气滞是 CIN 六大证型。CIN I 以脾虚湿盛证为主,其次是肾阳虚证;CIN II 以湿热内蕴证为主,其次是肾阳虚证;CIN III 以湿热内蕴证为主,其次是热毒瘀结证、脾虚湿盛证。可见 CIN 以"湿""热"邪气侵犯人体为主要因素。其中,CIN I 以脾虚和肾阳虚为主,脾肾阳虚均可生内湿,导致带下病;而 CIN II 和 CIN III 均以湿热内蕴为主,表明此时正邪交争加剧,进一步加重原有的本虚标实。正气存内,邪不可干,所以 CIN 的发病趋势正虚在先,再演变成本虚标实或虚实夹杂。

研究表明,妇科千金胶囊联合 LEEP 术治疗宫颈病变可明显减少术中及脱痂期出血量,缩短创面愈合时间,其敛疮生肌、保护阴道黏膜和促进上皮细胞生长的作用能有效预防创面感染等并发症的发生。复方沙棘籽油栓配合 LEEP 术治疗高级别宫颈上皮内瘤变可减少出血量,加快创面愈合速度,提高术后 HPV 转阴率,抑制疾病复发。此外,保妇康栓、清毒栓、斑蝥素乳膏、紫柏凝胶等也可改善宫颈 HPV 感染者的临床症状,降低病毒载量,改善宫颈细胞学特征。

(三) 中医药在子宫颈癌三级治疗中的作用

子宫颈癌术后、放疗、化疗、生物靶向治疗过程中结合西医治疗情况,针对患者身体状况和实验室指标等,采用中医辅助治疗,不仅能提高综合治疗效果,还可减毒增效,起到改善患者症状,提高患者生活质量,延长患者生存时间的作用。

1. **手术结合中医治疗** 子宫颈癌患者,在围手术期可以采用中医治疗促进术后康复,增强体质,为术后辅助治疗创造条件。术后无须辅助治疗时采用中医治疗,能够提高机体免疫功能,防治肿瘤复发转移。有经验的中医师临床可辨证施治,也可以辨证使用中成药。

2. **放疗结合中医治疗** 发挥放疗增敏、提高放疗疗效,防治或减轻放疗不良反应和毒副作用。有经验的中医师临床可辨证施治,也可以辨证使用中成药。

3. **化疗结合中医治疗** 发挥提高化疗疗效,防治化疗不良反应和毒副作用。有经验的中医师临床可辨证施治,也可以辨证使用中成药。

4. **放化疗后结合中医治疗** 放化疗完成后疾病稳定的带瘤患者,采用中医维持治疗,能够抑制肿瘤生长,延缓疾病进展或下一阶段放化疗时间,提高生存质量,延长生存时间。有经验的中医师临床可辨证施治,也可以辨证使用中成药。

5. **单纯中医治疗** 对于不适合或不接受手术、放疗、化疗的子宫颈癌患者,采用单纯中医治疗,可发挥控制肿瘤,稳定病情,提高生存质量,延长生存期的作用。有经验的中医师临床可辨证施治,也可以辨证使用中成药。

中医药在预防宫颈癌前病变和治疗宫颈癌手术后,或放化疗不良反应和毒副反应等方面均显示出较好的研究前景,值得系统深入研究。中医治疗为辨证论治,并在辨证论治基础上结合癌毒致病的特殊性,祛邪与扶正联合,辨病与辨证结合。对于不同中医证型的患者,需予以不同的中医方案治疗,以最大化提高疗效,促进患者良性预后。

三、调护作用

(一)中医药在子宫颈癌一级调护中的作用

1. **健康宣教** 传统医学自古就有性保健知识的记录,从生理到致病均有所阐述,与现代医学子宫颈癌一级预防的健康宣教有异曲同工之处。健康宣教及安全性行为主要包括以下几方面内容:①性养生保健。《医方类聚·养生门》记载:"房中之事,能杀人,能生人。故知而能用者,可以养生,不能用之,立可致死"。表明古人已认识到性生活与妇科疾病的关系,体现了安全性行为的重要性。②提倡适龄婚嫁。《周礼·地官》曰:"令男三十而娶,女二十能嫁",提出不宜过早婚嫁、过早性生活,这也与现代医学理念一致,能有效预防子宫颈癌的发生。③经期禁房事。宋代《陈素庵妇科补解》曰:"经正行而男女交合,败血不出,精射胞门,精与血搏,入于任脉,留于胞中,轻则血沥不止,阴络伤则内溢。重则瘀血积聚,少腹硬起作痛,小便频涩……皆由经行合房所致"。指出经期房事容易出现生殖道炎症及性传播疾病的发生,应在经期禁房事。

2. **体质调护** HPV 病毒持续感染是引起子宫颈癌的主要病因,而能否持续感染 HPV 病毒与机体免疫力密切相关。中医强调体质学说,注意体质的调护,对于预防疾病的发生有着重要的作用。体质形成于胎儿,受先天和后天影响,逐渐形成相对稳定的综合个性特征。临床上采用王琦教授的体质九分法,即平和型、气虚型、阳虚型、阴虚型、痰湿型、湿热型、瘀血型、气郁型、特禀型。根据每个人体质,辨证论治,达到阴阳平衡,提高机体免疫力,预防 HPV 病毒感染的目的。如湿热体质者,应避免熬夜,盛夏季节暑湿较重,应尽量减少户外活动,平时多食用绿豆、空心菜、芹菜、黄瓜、冬瓜、藕等甘寒、甘平的食物;痰湿体质者,应调整生活作息,规律清淡饮食,多食白扁豆、怀山药、赤小豆、薏米等食材,不宜服用鸭肉、蟹等寒凉之品,还可于每晚睡前按顺时针方向进行腹部按摩,起到缓解腹部胀满、辅助排便的功效;气虚体质者,适当加强体育锻炼,同时可食用一些补气之品,如糯米、莲子、白果、香菇、芡实、南瓜、胡萝卜、牛肉等;阳虚体质者,应注意保暖,避免长期居住于阴暗潮湿之处,可多食玉米、黄豆、羊肉、虾、香菇、胡萝卜、大枣、榴莲等。

(二)中医药在子宫颈癌二级调护中的作用

子宫颈癌的二级预防为早期筛查、诊断和治疗。子宫颈癌二级预防的中医调护,主要是在西医早期筛查、诊断和治疗的基础之上,针对 HPV 感染及宫颈癌前病变进行调护。人体之所以能够抵抗病菌的侵袭,西医认为是因为人体有强大的免疫功能,中医认为是因为人体有正气抗邪,因此,西医的免疫功能与中医的正气非常相似。中医调护通过中医理论和方法抗病毒,提高机体免疫力,从而达到扶正祛邪,即"既病防变"的目的。"扶正祛邪"调护主要概括为以下几个方面:①情志调护。五脏化五气,以生喜、怒、悲、恐、忧,七情通五脏,七情太过超过机体抗御及自我调节范围,导致脏腑功能紊乱,气血、经络功能失常。《妇人秘传》曰:"七情过极,肝气横逆,木强土弱,脾失健运,因而带下绵绵,色黄或赤"。妇人之病,多与情志有关,情志异常给身体及心理造成危害,故应平和心态,同时搭配疏肝健脾之药以扶正气。②饮食调护。平素饮食有节,荤素搭配,粗细结合,以清淡饮食、寒热适宜为主,少食肥甘厚味,辛辣煎炸之品。阳虚体质少食鱼、虾等寒性食物;阴虚体质少食葱、姜等燥热之物。同时因时制宜,春季阳气升发,多食护肝之品,如动物肝脏和时令蔬菜;夏季天气炎热,湿气重,可服用健脾化湿开胃食物,如绿豆、冬瓜、薏米、芡实等;秋季气候干燥,万物收敛,宜服用滋阴润燥食物,如麦冬、雪梨、石斛、百合、银耳等;冬季天气寒凉,易感寒气,应多食温阳补气食物,如羊肉、干姜。从而达到补益身体,提高正气的目的。③卫生保健。保持外阴清洁,勤换内裤,注意经期、产后卫生,禁止盆浴,经期勿冒雨涉水或久住湿邪之地。

(三) 中医药在子宫颈癌三级调护中的作用

子宫颈癌三级预防的中医调护主要针对子宫颈癌的围手术期、术后、放疗、化疗及靶向治疗以后,即"瘥后防复"。多数子宫颈癌患者在疾病知晓初期存在无法相信及难以接受疾病的态度,易诱发患者恐惧、紧张等不良情绪;化疗药物药性猛烈,毒副反应明显,易伤及肝、脾、肾三脏;放疗性质属于热疗,多耗气伤阴,此阶段的中医调护主要侧重情志调护、体质调护、饮食调护、生活调护、体育锻炼及其他方法,从而提高患者免疫力和对放疗、化疗的耐受度,降低不良反应,提高生活质量。①情志调护。倡导身心同治,鼓励患者保持身心愉悦。术前向患者讲解手术过程、注意事项等,使患者充分了解治疗过程,消除术前对手术的担忧。术后帮助患者建立康复信心,告知术后注意事项,能够降低不良反应发生率,更有利于康复。《素问·经脉别论》曰:"当是之时,勇者气行则已;怯者则著而为病也"。保持心情愉悦,乐观开朗,有战胜疾病的信心和信念,有利于抗击病邪和康复。此外,运用五音疗法即通过角、徵、宫、商、羽五音调节情志作用于五脏,调整脏腑功能,辨证施乐,以达到"阴平阳秘,精神乃治"之效。②饮食调护。围手术期:应食用高蛋白、高热量及富含维生素的食品,如牛奶、牛羊肉、鸡蛋、山药及时令果蔬以增强抗病能力,或服用灵芝、冬虫夏草提高免疫力。术后恢复期:机体虚弱,选择党参、山药、小米、黄芪等补气养胃之品,按照少量多次、逐次增量的原则恢复术后早期进食,以健脾补气扶正,帮助机体恢复。化疗期:人体免疫力低下,正气不足,以健脾补肾为主,选薏苡仁、黑豆、木耳、甲鱼等;若出现恶心、呕吐严重时,可用香砂六君子汤健脾和胃,理气止呕。放疗期:中医认为放射线为"火邪",作用于身体导致热毒过盛,可出现皮炎、口腔炎、膀胱炎、胃肠道不适等毒副作用。此时宜选择养血滋阴为主的食物,如太子参、西洋参、麦冬、木耳、菠菜、芹菜、阿胶。③生活调护。保持劳逸结合,适当体育锻炼。《素问·举痛论》曰:"劳则气耗,逸则气滞",防止劳逸失常,损伤心、肝、脾、肾等脏腑功能,保持规律作息,扶正固本。同时适当进行体育运动,如太极拳、八段锦,推动气机流动,从而提高正气。④其他方法。围手术期:五音疗法配合五禽戏,深吸气与缓慢呼气交替,调畅气血,补益心肺,从而缩短住院时间,达到快速康复的医疗目的。术后:可用中药热敷包、穴位按摩、针灸推拿、耳穴压豆等疗法,激发经络之气,调节脏腑阴阳平衡,以减少术后并发症促进机体功能恢复;放疗、化疗期:进行艾灸、灌肠、盆浴、穴位按摩等方式可缓解患者体征,最终达到祛邪而不伤正、扶正以祛邪的目的。

参考文献

[1] 郎景和.迎接子宫颈癌预防的全球挑战与机遇.中华妇产科杂志,2002,(03):8-10.

[2] 张卓越,白杨.耳穴疗法对宫颈癌患者睡眠质量及心理状态的影响.光明中医,2021,36(17):2851-2854.

[3] 唐玉秋,马一荻.中医辨证治疗宫颈HPV感染研究进展.天津中医药大学学报,2020,39(04):476-480.

［4］ 赵锐,张蓉,刘冬萍,等.清毒益气汤治疗宫颈高危型人乳头瘤病毒感染的疗效观察.中国妇幼保健,2017,32(21):5209-5211.

［5］ 杨红丽.杀乳瘤毒I号方治疗宫颈高危型人乳头瘤病毒感染临床研究.中医学报,2017,32(8):1381-1384.

［6］ 贺晓菊.慢性宫颈炎合并人乳头瘤病毒感染的中医药治疗.中医临床研究,2016,8(12):86-87.

［7］ 张跃斌.外用青黛散治疗慢性宫颈炎合并HPV感染43例的临床研究.中医药信息,2016,33(2):75-77.

［8］ 赵海凤.益气化湿解毒汤加减辅助治疗脾虚湿毒蕴结型慢性宫颈炎合并HPV感染的临床疗效分析.中国实用医药,2019,14(16):140-142.

［9］ 何珏,秦艳,蔡颖超,等.胡国华治疗持续性HPV感染临床经验撷英.江苏中医药,2016,48(9):24-26.

［10］ 楼姣英,于妍妍,金哲.中药清毒栓对宫颈癌SiHa细胞,P53泛素化降解途径的实验研究.北京中医药,2009,28(1):55-57.

［11］ 汤倩珏,郭姗珊,王珍贞.加味健脾方联合辛复宁治疗宫颈HPV感染的临床研究.上海中医药杂志,2016,50(4):55-57.

［12］ 邝春华,张晓艳,王美霞.益气化湿解毒汤联合干扰素α-2b治疗宫颈人类乳头瘤病毒感染的临床效果.临床医学研究与实践,2019,4(12):117-119.

［13］ 于妍妍,金哲,黄文玲,等.中西医结合防治人乳头瘤病毒感染研究进展.北京中医药,2012,31(7):555-560.

［14］ 严春玲,缪醇,李苹.中医药在宫颈癌防治中的作用.中国中医药现代远程教育,2020,18(23):152-154.

［15］ 陶亚琴,黄红丽.艾灸联合中药热熨治疗宫颈癌根治术后并发症临床研究.湖北中医药大学学报,2021,23(05):96-98.

［16］ 漆双进,杨硕,黄宇,等.针灸治疗慢性尿潴留临

床选穴用经组方的特点与规律.世界中医药,
2021,16(12):1843-1848.

[17] 冯艳,孙延霞,冯蓓,等.八珍汤加减联合艾灸对
中晚期宫颈癌放化疗患者疗效、疼痛和生活质
量的影响.现代中西医结合杂志,2020,29(08):
878-881.

[18] 赵鸿达,冯晓玲,赵颜,等.苦参凝胶治疗宫颈
HPV感染患者的随机对照临床研究.中国中医药
杂志,2016,41(21):472-475.

[19] 赵健,廖秦平,谢红,等.保妇康栓治疗人乳头瘤
病毒感染的临床观察.实用妇产科杂志,2015,31
(1):45-47.

[20] 蔡钱根.康妇消炎栓联合微波治疗中重度宫颈糜
烂的临床随机对照试验.中国血液流变学杂志,
2010,20(4):636-638,651.

[21] 陈锐,赵健,廖秦平.复方沙棘籽油栓治疗宫颈
HPV感染的临床观察.中国妇产科临床杂志,
2013,14(06):530-532.

[22] 金芮伊,宗珊,李魏,等.复方沙棘籽油栓治疗宫
颈HPV感染的效果分析.中国妇幼保健,2014,29
(3):460-461.

[23] 朱丽红,杜冬青,董晶.281例宫颈上皮内瘤变患
者中医证型与体质类型的关系初探.中华中医药
杂志,2014,29(1):301-305.

[24] 曹霞.妇科千金胶囊联合LEEP刀治疗宫颈病
变疗效观察.中国民族民间医药,2010,19(23):
132-133.

[25] 曹玲君.复方沙棘籽油栓配合LEEP术治疗高级
别宫颈上皮内瘤变的疗效观察.中国实用医药,
2017,26(12):111-113.

[26] 许彩芹,李艳华,李颖敏,等.保妇康栓和干扰素
联合中药治疗低度宫颈上皮内瘤变合并高危型
HPV感染的疗效观察,2017,32(20):4932-4934.

[27] 于妍妍,曹颖,金哲,等.清毒栓对高危型HPV感
染患者阴道免疫微环境调节作用的研究.北京中
医药,2014,33(8):587-590.

[28] 马秀丽,薛晓鸥,李施,等.紫柏凝胶治疗宫颈高危型人乳头瘤病毒感染临床研究.中国中医药信息杂志,2012,19(6):9-12.

[29] 解秀珍,杨兴升.宫颈高危HPV持续感染者基于中医体质的中西医治疗.中国初级卫生保健,2020,34(5):141-142.

[30] 韩琴玉.宫颈HPV感染患者的中医体质分析及温针灸治疗阳虚质HR-HPV感染的疗效观察.天津中医药大学,2021.

[31] 黄桂菊.浅议中医饮食与饮食调护的辨证应用.四川中医,2008,26(9):120-121.

[32] 马粉伢.中医饮食调护在预防疾病中的作用.江苏医药,2012,3(5):618-619.

[33] 袁琳,洪安澜,杨丽,等.术后快速康复在妇科手术围手术期中的应用.中华妇幼临床医学杂志(电子版),2017,13(6):740-744.

[34] 马越,刘明明,高思华,等.基于《黄帝内经》五音理论的中医音乐疗法探讨.中华中医药杂志,2014,29(5):1294.

[35] 赵廉政,陈以国.传统中医五音疗法的研究进展.中华中医药杂志,2016,31(11):4666-4668.

[36] 中国加速康复外科专家组.中国加速康复外科围手术期管理专家共识(2016).中华外科杂志,2016,54(6):413-416.

[37] 侯祎.放疗病人的饮食调护.中华养生保健,2015,12(23):23.

[38] 崔现超,章蓓,吴崑岚.中医快速康复外科理论与实践探讨.江苏中医药,2018,3(50):25-28.

[39] 林雪梅,全小明,林瑶如,等.五音疗法对胃癌根治术后化疗患者焦虑、抑郁及生活质量的影响.广州中医药大学学报,2017,34(2):181.

[40] 杜永红,卞玉花,金黑鹰,等.五禽戏之鹤戏在结直肠肿瘤快速康复手术前期应用研究.内蒙古中医药,2013,32(31):4.

[41] 郑冬梅.中医特色护理预防妇科腹部手术后腹胀疗效观察.实用中医内科杂志,2019,33(6):

62-64.

［42］张燕,张冬梅.中医护理在宫颈癌放疗护理中的应用.实用妇科内分泌电子杂志,2020,20(7):105,186.

［43］李唯媛.中医调护联合有氧运动干预对卵巢癌患者化疗间歇期的影响,2019,27(7):186-188.

后记

　　根据世界卫生组织国际癌症研究署的数据显示,2020年我国子宫颈癌新发病例约11万,死亡病例约6万,约占全世界新发病例和死亡病例总数的五分之一,居全球第2位。然而,目前我国HPV疫苗的接种率和适龄女性子宫颈癌筛查率均偏低,距离世界卫生组织提出的消除子宫颈癌的目标还有很大差距:2020年中国9~14岁女孩HPV疫苗接种率不到1%。2015年中国35~64岁筛查比例为31.4%;城市地区为30.0%,农村地区为22.6%。提高9~14岁前女孩HPV疫苗接种率与35~64岁妇女子宫颈癌筛查与早诊早治率是目前我国子宫颈癌防控工作的重中之重。

　　正如本书所论证的,子宫颈癌的消除进程对健康城市及健康中国的建设都具有重要意义。不同于一般的肿瘤,子宫颈癌病因明确、筛查方法多样且有可靠的早期病变检查与治疗手段。另外,由于HPV主要依靠皮肤/黏膜的直接接触传播,子宫颈癌的防控是一项涉及生殖道感染防控、肿瘤筛查、公众健康宣教、慢性病管理、早期病变管理、患者及家人的社会支持等多方面的综合性工程,需要进一步探索全方位的综合防控方法,以进一步减轻我国的子宫颈癌疾病负担。本书对子宫颈癌防治过程的各个环节与方面都做出了极具科学性与权威性的详细阐述,具有很高的学术价值与政策参考价值。

经过 20 多年的探索与努力,我国的子宫颈癌防控已经取得了显著成效:目前已有五种 HPV 疫苗在我国获批上市,更有十余种 HPV 疫苗处于不同的研发与临床试验阶段;多种适用于不同卫生资源地区的子宫颈癌筛查技术获得临床验证,为在我国因地制宜制定筛查方案提供了多样的选择与高质量的科学证据。此外,我国在健康中国建设的工作中,开创了以健康城市建设推动健康中国建设的创新试点工作方案,并以子宫颈癌防控作为癌症防控的突破口,探索可借鉴、可推广的癌症综合防控策略模式。目前,中国医学科学院/北京协和医学院等单位合作探索适宜我国低卫生资源地区的消除宫颈癌和乳腺癌综合防控服务模式,形成可复制、可推广的示范经验。为其他低卫生资源地区提供范本,以加速我国子宫颈癌消除进程,尽早达到 WHO 提出的 2030 年阶段性目标。

国际上将晚期子宫颈癌及由此所致死亡视为医疗可及性和健康公平性失效的指标。为了让更多女性享有健康美好的生活,2023 年 2 月,国家卫生健康委妇幼健康司联合十部委共同发布了《加速消除子宫颈癌行动计划(2023—2030年)》,这充分体现了党和国家对妇女健康的关心,也体现了我国消除子宫颈癌的决心。

最后,感谢在本书编纂过程中做出贡献的各位专家学者,正是各位学者在子宫颈癌防控工作中取得的成果,使我国在 2030 年前达到 "90%—70%—90%" 的阶段性目标成为现实可能,助力我国加速消除子宫颈癌。

中国子宫颈癌防治任重道远,让我们携起手来,共同创造一个没有子宫颈癌的美好社会!

乔友林　魏丽惠

62检